Dieses Journal gehört:

This journal belongs to:

....

....

Falls gefunden, BITTE zurückgeben. Die Belohnung ist:

If found, PLEASE be so kind and return. The reward is:

....

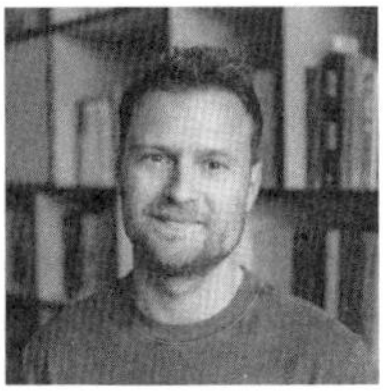

Dominik Spenst ist Autor der *6-Minuten-Journals®*, Erfinder des *6-Minuten-Prinzips®* und Host des *6-Minuten-Podcasts*. Nach einem schweren Unfall in Kambodscha musste er sich 12 Operationen unterziehen und war 16 Wochen lang an ein Krankenhausbett gefesselt. Aus dieser transformierenden Erfahrung heraus entschied er sich gegen den klassischen Karriereeinstieg nach dem Masterstudium – und entwickelte stattdessen Das *6-Minuten-Tagebuch*. Mit seinem Team in Berlin spezialisiert er sich seit Jahren auf eine Sache: wissenschaftlich fundierte, leicht anwendbare Journals, mit denen sich Menschen überall auf der Welt glücklicher, produktiver und achtsamer schreiben. Seine *6-Minuten-Journals®* haben sich mittlerweile millionenfach verkauft und wurden in 21 Sprachen übersetzt. Dominik lebt mit Frau und Sohn in Berlin.

Dominik Spenst

Das 6-MINUTEN SCHLAFTAGEBUCH

Schlaf dich glücklich!

Rowohlt Taschenbuch Verlag

Alle Forschungsergebnisse und Empfehlungen in diesem Buch wurden sorgfältig erarbeitet und nach bestem Gewissen geprüft. Dennoch können Autor und Verlag keine Gewähr für deren Richtigkeit übernehmen. Die in diesem Buch enthaltenen Informationen sind kein Ersatz für eine persönliche ärztliche Beratung sowie eine Diagnose und Therapie von Erkrankungen.

Genauso wie der Praxisteil im *6-Minuten-Schlaftagebuch* nur von deiner Anwendung leben kann, lebt der Theorieteil von deinem Lesefluss. Dementsprechend ist es mir wichtig, dass ich als Autor Texte schreibe, die deinen Lesefluss unterstützen. Für mich ist es selbstverständlich, dass ich immer alle Menschen meine, selbst wenn ich nicht immer gendergerechten Sprachcode verwende oder ein ganzes Buch lang von Tagebuchschreiberinnen und Tagebuchschreibern spreche. Gleichzeitig habe ich so oft wie möglich geschlechtsneutrale Formulierungen gewählt und in allen Aufzählungen möglichst inklusiv formuliert. Entsprechend danke ich dir, wenn du dich auch ohne Doppelpunkt oder Sternchen angesprochen fühlst.

Veröffentlicht im Rowohlt Taschenbuch Verlag,
Hamburg, November 2023

Coverabbildung Dominik Spenst
Satz aus der Allegria bei Dörlemann Satz, Lemförde
Druck und Bindung CPI books GmbH, Leck
ISBN 978-3-499-01314-0

Die Rowohlt Verlage haben sich zu einer nachhaltigen Buchproduktion verpflichtet. Gemeinsam mit unseren Partnern und Lieferanten setzen wir uns für eine klimaneutrale Buchproduktion ein, die den Erwerb von Klimazertifikaten zur Kompensation des CO_2-Ausstoßes einschließt.
www.klimaneutralerverlag.de

FSC www.fsc.org MIX Papier | Fördert gute Waldnutzung FSC® C083411

In deinen Händen liegt das jüngste Mitglied der *6-Minuten-Familie*. Wie auch die anderen *6-Minuten-Journals*® ist es mit viel Herzblut und Liebe zum Detail entstanden – und erst durch deine Hände kann es seine volle Wirkung entfalten. Nutze die neuesten Erkenntnisse aus der Schlafforschung, um den Code erholsamer Nächte für dich persönlich zu entschlüsseln. Verleihe diesem Journal deinen einzigartigen Fingerabdruck. Schlaf dich glücklich.

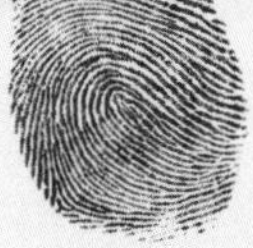

6 Minuten, die dein Leben verändern.

Inhalt

DEINE MORGENROUTINE

DEINE ABENDROUTINE

DEIN SCHLAFTAGEBUCH

Der Start deines Praxisteils

Auf den Geist muss man schauen. Denn was nützt ein schöner Körper, wenn in ihm nicht eine schöne Seele wohnt.

Euripides

Wir machen Journaling

... zum neuen Jogging!

Noch vor 50 Jahren wurde man belächelt, wenn man ohne Ziel durch den Park joggte oder Gewichte stemmte. Heute weiß jeder, wie wichtig körperliche Aktivität ist. Aktuelle Studien zeigen, dass es in den nächsten Jahren unabdingbar sein wird, regelmäßig auch «etwas» für die mentale Gesundheit zu tun. Passend dazu prognostiziert die Weltgesundheitsorganisation (WHO), dass Depressionen – noch vor Krebs, Diabetes und Herz-Kreislauf-Erkrankungen – im Jahr 2030 die weltweit häufigste Volkskrankheit sein werden. Mit den *6-Minuten-Journals®* tragen mein Team und ich dazu bei, dass Routinen für die mentale Fitness genauso selbstverständlich werden wie regelmäßige Bewegung für die körperliche Fitness.

Deshalb spezialisieren wir uns auf wissenschaftlich fundierte und einfach anwendbare Journaling-Routinen, die langfristig dein Leben verändern können. Und damit machen wir Journaling zum neuen Jogging! Also schmeiß dich in deine mentalen Joggingklamotten – und los geht's mit der täglichen Extraportion Fitness für deine mentale Gesundheit. Es funktioniert übrigens auch gemütlich im Bett oder auf der Couch – und wenn du dabei einschläfst, ist das – zumindest beim *6-Minuten-Schlaftagebuch* – auch okay. :)

Die Wissenschaft bestätigt

... das Journal in deiner Hand wirkt.

Das 6-Minuten-Tagebuch ist das bekannteste Journal der 6-Minuten-Reihe und wird mittlerweile von Millionen Menschen in mehr als 20 Sprachen genutzt. Aber welche Effekte können 6 Minuten am Tag wirklich auf die mentale Gesundheit und das persönliche Wohlbefinden haben? Um diese Frage zu beantworten, hat das Psychologie-Department der Medical School of Berlin eine wissenschaftliche Studie durchgeführt. In dieser Studie mit etwa 160 Teilnehmenden wurde *Das 6-Minuten-Tagebuch* einen Monat lang zweimal täglich ausgefüllt. Vor Beginn der Studie, nach zwei sowie nach vier Wochen wurden alle Teilnehmenden zu ihrem wahrgenommenen Stress, positiven und negativen Emotionen, ihrer Selbstwirksamkeit und Resilienz befragt. Die Ergebnisse waren deutlich:

Bereits nach zwei Wochen führte das Tagebuch bei den Teilnehmenden zu messbar weniger negativen Emotionen und weniger Stress. Nach vier Wochen verbesserten sich sowohl die Resilienz als auch die Selbstwirksamkeit. Die Selbstwirksamkeit beschreibt in der Psychologie die Überzeugung einer Person, auch schwierige Situationen und Herausforderungen aus eigener Kraft erfolgreich bewältigen zu können. Darüber hinaus konnte nach vier Wochen ein noch stärkerer Rückgang der negativen Emotionen und des

Gesundheit ist nicht alles, aber ohne Gesundheit ist alles nichts.

Arthur Schopenhauer

subjektiven Stressempfindens gemessen werden. Die Studie wurde im renommierten «Frontiers in Psychology»-Journal veröffentlicht, und wenn du sie genauer durchlesen möchtest, findest du sie im Literaturverzeichnis.[1] Nach mehr als 6 Jahren Entwicklung und Optimierung ist *Das 6-Minuten-Tagebuch* also das erste Journaling-Tool mit einer wissenschaftlich bestätigten Wirksamkeit.

Mit dem bewährten *6-Minuten-Prinzip*® – das du auf den nächsten Seiten noch genauer kennenlernst – gestalten Menschen auf der ganzen Welt ihre Tage glücklicher. Mit dem Buch in deiner Hand wird dasselbe Erfolgsprinzip vom Tag in die Nacht geholt. Also: Atme Optimismus ein und Zweifel aus. Schlafe nachts wieder wie ein Stein, um tagsüber hellwach zu sein!

Das 6-Minuten Prinzip®

übersetzt in **22 Sprachen**

... kleiner Aufwand, große Wirkung.

Das 6-MINUTEN-Tagebuch

Achtsamkeits- & Dankbarkeitstagebuch

- **Mehr innere Ruhe & persönliches Wachstum** durch tägliche Selbstreflexion
- **Mehr Lebensfreude** durch Fokus auf die kleinen Momente & Fortschritte
- **Mehr Klarheit & Struktur** durch eine feste Morgen- & Abendroutine
- **Mehr Selbstliebe & Achtsamkeit** durch psychologisch fundierte Techniken

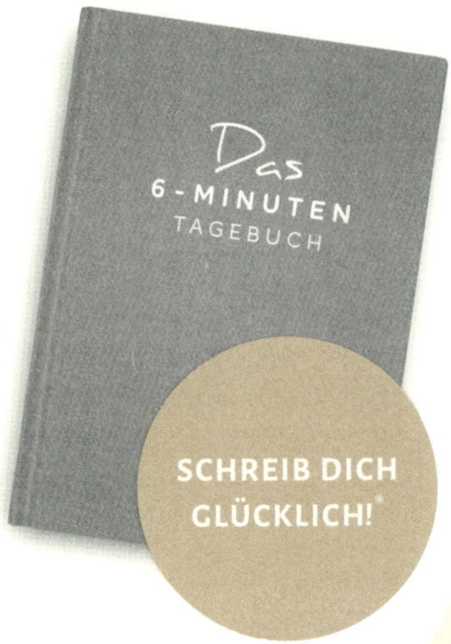

Das 6-MINUTEN-Tagebuch für Kinder*

Kinderversion des weltweiten Bestsellers

- Schon in jungen Jahren **Dankbarkeit & Achtsamkeit** üben
- Spielerisch die wichtigsten Bausteine zum **Glücklichsein erlernen**
- **Gefühle ausdrücken** & besser damit umgehen
- **Selbstzweifel überwinden** & an Fehlern wachsen

*6-12 Jahre

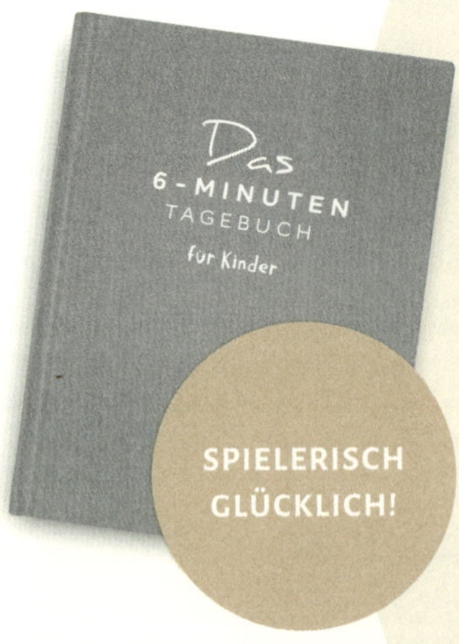

Das 6-MINUTEN-Erfolgsjournal

Tagesplaner für Erfolg UND Erfüllung

- Entdecke, was dich **innerlich antreibt**
- Entfache täglich **deine Motivation**
- Entfalte endlich **dein volles Potenzial**
- Erreiche Ziele, die **dein Leben erfüllen** – nicht nur den Terminkalender
- Endlich **mehr schaffen**, ohne geschafft zu sein

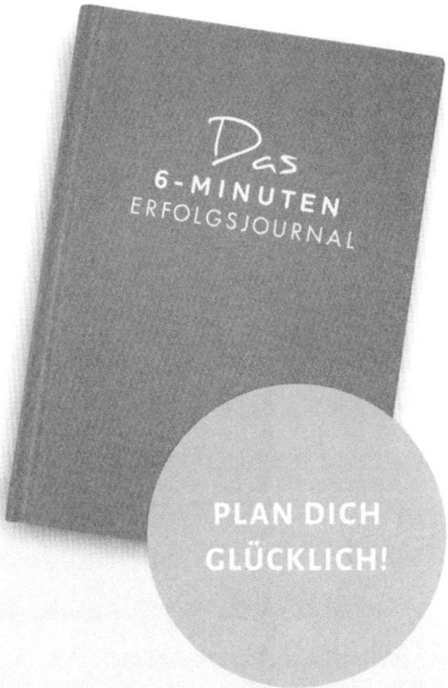

Der 6-MINUTEN-Newsletter

LIES DICH GLÜCKLICH!

Deutschlands Nr. 1 Newsletter für Achtsamkeit & Persönlichkeitsentwicklung. Jede Woche wissenschaftlich fundierte, wirklich machbare Tipps für ein erfülltes Leben. Schließ dich 100 000 Menschen an!

Der 6-MINUTEN-Podcast

NEU: HÖR DICH GLÜCKLICH!

Der Podcast für alles, was dein Leben glücklicher & erfolgreicher macht. Freu dich auf knackige 6-Minuten-Folgen. Frei von Motivationsgelaber & Wischiwaschi. Dafür stets psychologisch fundiert, pragmatisch und auf den Punkt. Jeden Mittwoch deine Persönlichkeitsentwicklung to go!

Warum dieses Journal

... von meinem Schlaf zu deinem Schlaf.

Erinnerst du dich noch an die Zeiten, in denen Schlaf gar kein Thema für dich war? Zeiten, in denen schnelles Einschlafen und tiefes Durchschlafen reine Selbstverständlichkeiten waren? Zeiten, in denen es ganz normal war, dass du morgens fit und frisch aufgewacht bist, selbst wenn du mal auf einem durchgelegenen Gästesofa übernachten musstest? Die meisten Menschen, für die erholsamer Schlaf inzwischen eine echte Herausforderung ist, können auch auf Jahre zurückblicken, in denen es nicht so war. Mit anderen Worten: Wir konnten alle mal gut schlafen. Manche von uns haben es nur irgendwo auf dem Lebensweg wieder verlernt. Ähnlich ging es auch mir, denn jahrzehntelang war Schlaf kein Thema für mich, bis ich ihn irgendwann verlernte, – um ihn dann wieder zu erlernen. Ohne diese persönliche Schlafmisere wäre das Buch in deiner Hand nie entstanden. Also lass mich dich kurz mitnehmen auf meine persönliche Reise, bevor wir uns deinem Schlaf widmen.

Als ich nach dem Abitur für mein duales Studium nach Frankfurt zog, war ich das erste Mal in meinem Leben gezwungen, mich mit Schlaf auseinanderzusetzen. Montag bis Mittwoch ging es acht Stunden in die Bank zur Ausbildung, Donnerstag bis Samstag zehn Stunden in die Uni und am Sonntag war Lernen angesagt. In diesem Alltag wurde Schlaf zum Feind der produktiven Lebenszeit erkoren. Plötzlich befand ich mich in einem Umfeld, in dem Nächte mit drei oder vier Stunden Schlaf wie Ehrenabzeichen getragen wurden. In dieser Zeit blieb mir besonders eine Aussage meiner Biologielehrerin stark im Kopf. Sie sagte, dass man sich weniger Schlaf angewöhnen kann, genauso wie man es trainieren kann, im tiefsten Winter draußen im T-Shirt rumzulaufen. Ich weiß noch ganz genau, wie ich in den heißen Prüfungsphasen Nacht für Nacht am Schreibtisch saß. Einerseits, um das harte Pensum zu schaffen, andererseits, um meinen Körper auf weniger Schlaf und dadurch auf – vermeintlich – mehr produktive Lebenszeit zu trainieren. Mit Augenringen bis zur Nase und Espresso-Shots bis spät in die Nacht saßen mir ständig die Worte meiner Biologielehrerin im Nacken: «Gib dir mehr Mühe, trainiere härter!» Auf den Uni-Fluren hieß es: «Unter der Woche ein paar Red Bull reinkippen, am Sonntag länger schlafen, dann passt das schon!» Oder: «Ach, komm, hab dich nicht so! Schlaf ist für Weicheier, niemand braucht mehr als sechs Stunden!» Schlaf war das neue Armdrücken, und wer länger mit weniger klarkam, ging als glorreicher Sieger hervor.

Kein größerer Dieb als der Schlaf: Er raubt uns das halbe Leben.

Deutsches Sprichwort

Laut einem deutschen Sprichwort existiert «kein größerer Dieb als der Schlaf: Er raubt uns das halbe Leben.» Und auch sonst zeichnet die deutsche Sprache beim Thema Schlaf ein ähnliches Bild wie die oben beschriebenen Uni-Flure. Für Menschen, die gerne und viel schlafen, gibt es wenig wertschätzende Wörter wie «Schlafmütze», «Morgenmuffel», «Schnarchnase» oder «Langschläfer». Menschen, die mit weniger Schlaf auskommen, gelten hingegen oft als leistungsfähig, belastbar, dynamisch oder ambitioniert. Meine Kommilitonen und ich waren jedenfalls ein kleiner Jahrgang überambitionierter Schnösel und Schnöselinnen, die, koste es, was es wolle, möglichst schnell möglichst große Sprünge auf der Karriereleiter machen wollten. Damals sprach kaum jemand von «Work-Life-Balance» und erst recht nicht von «Achtsamkeit», «Selbstfürsorge» oder «Selbstliebe».

Nach einem Jahr hatte ich das erste Mal zwei Wochen Urlaub und konnte mit Abstand auf das Hamsterrad blicken, in dem ich an sieben Tagen in der Woche strampelte. Das Wort «Freizeit» war aus meinem Vokabular verschwunden, und tiefe Freundschaften hatte ich weder geschlossen noch gepflegt. Die kurzen Nächte hatten mir das Mark aus den Knochen gesaugt, und ich fühlte mich wie eine ausgepresste Zitrone. Nach einer Woche mit genug Schlaf – das hieß für mich mindestens sieben Stunden – war das Leben auf wirklich allen Ebenen schöner, und meine Entscheidung war gefallen: «Bye-bye, nächtliche Espresso-Sessions, bye-bye, duales Studium!» Ich machte meinen Bachelor und Master an anderen Universitäten und erklärte meine Schlafexperimente von nun an für beendet. Zwar wusste ich immer noch so gut wie gar nichts über Schlaf, aber eins war klar: Zu wenig davon und ich erkälte mich ständig, kann mich schlecht konzentrieren, sehe aus wie ein Zombie, werde zum leicht reizbaren Aggro-Dominik und habe keine Power beim Sport. Genug Schlaf und ich habe einfach mehr vom Leben. Und so verwandelte sich meine Hassliebe zum Schlaf wieder in ein lockeres und harmonisches Miteinander, das mehr als 15 Jahre anhielt.

Wie das Reich der Träume zum Reich der Albträume wurde

Meine Liebesbeziehung zum Schlaf plätscherte fröhlich vor sich hin, und die Nächte blieben friedliche, erholsame Stunden. Zumindest bis zu jenem Tag, an dem mein Sohn zur Welt kam. Der kleine Kerl war tagsüber meine größte Freudenquelle. Nachts allerdings hörte der Spaß auf, denn da wurde er in den ersten Wochen gerne mal zehn und noch lieber 15 Mal wach. Und obwohl meine Frau durch das Stillen die deutlich größere Last zu tragen hatte, schlief sie danach jedes Mal in Sekundenschnelle wieder ein. (Wie ich schnell lernte, liegt das daran, dass beim Stillen Hormone ausgeschüttet werden, die das Einschlafen für Mutter und Kind fördern.) Ich hingegen lag danach immer ewig lang wach, kam mit Ach und Krach auf drei Stunden Schlaf und fühlte mich morgens platt wie eine Flunder. Also zog ich aufs ruhige Schlafsofa im Arbeitszimmer und war sicher: Bald wird wieder alles beim Alten sein. Ich stellte mir vor, wie ich endlich wieder jeden Morgen frisch aus dem Bett hüpfen würde, aber Fehlanzeige! Wochenlang konnte ich nicht richtig einschlafen und lag teilweise erneut stundenlang wach. Selbst wenn ich mal durchschlief, fühlte ich mich morgens, als hätte ich ein Duell mit einer Dampfwalze verloren. Und das war mir nun wirklich ein Rätsel, denn es war doch mucksmäuschenstill! Auch mein Wissen zu Entspannungstechniken und Achtsamkeitsübungen halfen meinem Schlaf nicht weiter. Also ab zur Ärztin meines Vertrauens für einen Gesundheitscheck, denn irgendetwas konnte ja nicht stimmen. Dort wurde ich jedoch für meine fantastischen Gesundheitsparameter beglückwünscht, an der Ernährung oder mangelnder Bewegung konnte es auch nicht liegen. Meine Ärztin schlug vor, ins Schlaflabor zu gehen, wenn ich es genauer wissen wollte. Und für den Fall, dass es nicht besser werden würde, könnte ich auch ein Rezept für Schlaftabletten bekommen. Irgendwie hatte ich erwartet, meine Hausärztin würde meine Schlafprobleme vielleicht mit einem Test weiter untersuchen, mich vielleicht an eine Schlaf-Coachin oder irgendeinen Schlafspezialisten weiterleiten, anstatt mir direkt Schlaftabletten vorzuschlagen oder mich für mehrere Nächte in ein Schlaflabor zu schicken.

Apropos Arztgang

In Deutschland gibt es laut Ärztekammer genau 34 anerkannte medizinische Fachrichtungen, die sich um alle möglichen Körperteile und Organe kümmern – das reicht vom Augenarzt über die Hautärztin bis hin zum Zahnarzt.[2] Was denkst du, wie viele Fachrichtungen dem Thema Schlaf gewidmet sind? Tatsächlich sind es ... Trommelwirbel ... genau null! Zwar gibt es international immer mehr wissenschaftliche Schlafstudien, hierzulande hält sich diese Entwicklung jedoch in Grenzen, denn an den deutschen Universitätskliniken gibt es keinen einzigen Lehrstuhl für Schlafmedizin.[3]

Für jeden Pickel gibt es eine eigene Fachrichtung, aber zu welchem Arzt gehen eigentlich Millionen Menschen mit Schlafproblemen?

Zurück zum Schlaflabor, in dem ich definitiv nicht für ein paar Tage übernachten würde, denn zum einen wollte ich meine Frau nicht mit unserem zwei Monate alten Baby alleine lassen. Zum anderen konnte ich mir nicht vorstellen, mit Kabeln am Kopf und weißen Kitteln um mich herum entspannt zu schlafen. Also beschloss ich, selbst tiefer in das Thema einzutauchen. In den Bestsellerlisten fand ich nichts, bei den Online-Buchriesen war die Auswahl klein, also ab in die größte Buchhandlung in meiner Nähe, die zufällig auch die größte Deutschlands ist. Bei über 100 000 Büchern freute ich mich schon auf eine riesige Auswahl spannender Schlafschmöker, nur um nach einer einstündigen Wanderung durch den Bücherdschungel festzustellen, dass es gerade mal acht Bücher zum Thema Schlaf gab. Meine Erfahrungen beim Hausarzt und in der Buchhandlung hätten mich sicherlich weniger schockiert, wenn kaum jemand in Deutschland unter Schlafproblemen leiden würde. Jedoch ist genau das Gegenteil der Fall.

(Noch) verschlafen die Deutschen den Schlaf!

Jeder zweite Lkw-Fahrer in Deutschland gibt an, schon mal am Steuer übermüdet eingenickt zu sein, und man kann annehmen, dass diese Zahl bei Busfahrern auch nicht klein ist. Ist es nicht erschreckend, dass auf unseren Straßen täglich Hunderttausende tonnenschwere, tickende Zeitbomben fahren, die als Folge von Übermüdung Menschenleben kosten könnten? Und das ist keine Schwarzmalerei, sondern schlichtweg statistisch ablesbar. Bei Verkehrsunfällen ist jeder vierte Tote auf Sekundenschlaf zurückzuführen.[4] Der gute Schlaf hat es allerdings nicht nur im Straßenverkehr schwer. Laut einer großen Umfrage aus dem Jahr 2022 leiden 43 Prozent der Deutschen an Schlafproblemen, während diese Zahl in vergleichbaren Ländern wie den USA um fünf Prozent und in der Schweiz sogar um elf Prozent kleiner ist.[5] Bei den Erwerbstätigen zeichnet sich ein noch düstereres Bild ab. Unglaubliche 80 Prozent von ihnen haben Probleme beim Ein- und Durchschlafen.[6] Im Vergleich zu 2010 schlucken inzwischen mehr als doppelt so viele Menschen Schlafmittel, und die Schlafstörungen unter Erwerbstätigen sind um knapp 70 Prozent angestiegen.[7] Trotzdem gibt es ganze Branchen, die Schlaf als notwendiges Übel sehen und versuchen, mit möglichst wenig auszukommen. Spitzenpolitikerinnen, Unternehmenschefs und Behördenleiterinnen räumen ein, dass sie durchschnittlich etwa eine Stunde mehr Schlaf pro Nacht benötigen würden, um morgens gut erholt aus den Federn zu hüpfen.[8] Jeder Zweite aus Politik und Wirtschaft glaubt, dass er oder sie als Vielschläfer keine Chance auf einen Spitzenjob gehabt hätte, und ein Drittel der Spitzenpolitiker schläft weniger als fünf Stunden pro Nacht.[9] So wenig Schlaf führt für die meisten Menschen in einen Zustand, der dem Alkoholpegel nach zwei Gläsern Wein oder zwei großen Bieren ähnelt.[10] Wol-

Gebt den Leuten mehr Schlaf – sie werden wacher sein, wenn sie wach sind.

Kurt Tucholsky

len wir wirklich, dass die wichtigsten Entscheidungen auf politischer Ebene in einer solchen Verfassung getroffen werden? Während man die Anzahl der tödlichen Autounfälle durch Schlafmangel recht genau beziffern kann, gibt es leider keine Statistik über die Anzahl grober Fehler, die Politikern und Politikerinnen tagtäglich als Folge von Schlafmangel unterlaufen. Es ist also wenig verwunderlich, dass es in Deutschland zu Themen wie Ernährung, Rauchen oder Bewegung bereits etliche staatlich finanzierte und sehr teure Kampagnen gab, während ich zum Thema Schlaf keine einzige finden konnte. Im Gegensatz zu gesundheitsrelevanten Themen wie Ernährung oder Bewegung hat Schlaf in Deutschland immer noch kein gutes Image und müsste dringend eine PR-Agentur engagieren, um seinen Ruf ins rechte Licht zu rücken.

Manche denken, wir konkurrieren mit HBO oder Amazon, aber unser größter Konkurrent ist Schlaf.

Reed Hastings, CEO von Netflix

Aber warum bekommt Schlaf nicht die Beachtung, die ihm gebührt? Kurz gesagt: Weil (noch) zu wenig Geld im Schlaf steckt. Vor allem in der westlichen Welt möchte die Gesellschaft, dass du entweder produzierst oder konsumierst. Und im Schlaf machst du nichts von beidem! Die größten Unternehmen der Welt wie Facebook, Amazon, Google, Apple oder Netflix verdienen kein Geld an dir, wenn du schläfst. Im Schlaf kannst du weder für sie arbeiten noch etwas kaufen, trinken, essen, schlucken oder schauen. Der Netflix-CEO Reed Hastings sagte sogar in einem Interview, dass Schlaf der größte Konkurrent des weltweit größten Streaming-Dienstes ist. An dieser Aussage scheint etwas dran zu sein, denn 70 Prozent der Deutschen geben an, dass sie sich am ehesten mehr Zeit zum Schlafen freiräumen könnten, wenn sie weniger Zeit vor dem Fernseher oder dem Computer verbringen würden.[11] Unsere Gesellschaft hängt also lieber vor dem Bildschirm – und verschläft dabei ganz bewusst den Schlaf.

Schlaf ist wichtiger als Ernährung und Bewegung.

Warum schlafen wir eigentlich? – *«Weil wir täglich unsere Schläfrigkeit heilen müssen.»* Kannst du dir vorstellen, dass diese Antwort vor 30 Jahren in Forscherkreisen noch üblich war? Das ist natürlich eine überholte Antwort, ähnlich wie wir natürlich nicht nur essen, weil wir unseren Hunger heilen müssen. Sie zeigt allerdings ganz gut, dass wir lange Zeit nur sehr wenig über diese Phase wussten, die einen so großen Teil unseres Lebens ausmacht. Heute zeichnet die Forschung ein ganz anderes Bild, nicht zuletzt dank technologischer Neuentwicklungen wie Gehirnscans oder auch Schlaftrackern, die man so bequem wie eine Uhr tragen kann. Und mit all den neuen Erkenntnissen über Schlaf ist «Warum schlafen wir?» mittlerweile nicht mehr die passende Frage. Viel angebrachter ist diese Frage: «Gibt es irgendeinen Aspekt deiner körperlichen und mentalen Gesundheit, der nicht durch guten Schlaf besser und durch schlechten Schlaf schlechter wird?» Und die Antwort auf diese Frage ist ganz klar. Nein! Mit drei Ausrufezeichen. Das Schöne ist, dass jedes einzelne Organ, jede Zelle in deinem Körper und jeder Tag deines Lebens ein Stück besser wird, wenn du besser schläfst. Wie du auf Seite 46 noch genauer erfahren wirst, ist Schlaf für deinen Körper Jungbrunnen, Lusttreiber, Kraftquelle und Schlankmacher zugleich. Aber bei deinem Körper macht dieser Alleskönner nicht halt, denn auch für deinen Kopf ist er Müllabfuhr und Produktivitätsrakete, Therapiesitzung und Gute-Laune-Maschine.

Schlaf ist Mutter Naturs bester Versuch, dem Tod entgegenzuwirken.

Matthew Walker

Je weiter die Forschung voranschreitet, desto besser verstehen wir, dass Schlaf nicht nur der am meisten unterschätzte, sondern auch der wahrscheinlich wichtigste Faktor für ein gesundes, glückliches und vor allem langes Leben ist. Ja, Sport und Ernährung sind ebenfalls extrem wichtig, Schlaf allerdings spielt in einer ganz anderen Liga. Stell dir kurz vor, du müsstest 24 Stunden lang auf Sport oder Nahrung verzichten – oder eben auf Schlaf. Misst man nach diesen 24 Stunden mit ganz objektiven Methoden wie Bluttests, Speichelproben oder Gehirnscans die Auswirkungen auf dein Gehirn und deinen Körper, sieht man schwarz auf weiß, was Schlafentzug für deinen Körper bedeutet. Es liegt nicht mal ein fairer Wettbewerb mit Sport oder Ernährung vor, denn die Konsequenzen des Schlafentzugs sind so viel gravierender![12] Deine Zeit unter der Bettdecke ist also keine Zeitverschwendung. Sie ist das beste Investment in dich selbst, weil du dadurch letztlich so viel mehr von deinem Leben hast.

6 Minuten täglich für den besten Schlaf deines Lebens

Mit der Schlafforschung ist es ähnlich wie mit der Tiefseeforschung unserer Ozeane: Wir beginnen gerade erst langsam, Licht ins Dunkel zu bringen. Von den etwa 300 Millionen Quadratkilometern Meeresboden sind bislang gerade mal fünf Prozent erforscht[13], und während ich die ersten Bücher zum Thema Schlaf las, fühlte ich mich wie ein Forscher, der mit einem U-Boot in 10 000 Metern Tiefe jeden Tag etwas neues Spannendes entdeckt. Das Thema Schlaf hatte mich in seinen Bann gezogen. Und so langsam traf ich auf Techniken, die am Versuchsobjekt Dominik Früchte trugen, so sehr, dass ich letztlich sogar weniger Zeit im Bett verbrachte, mich aber trotzdem erholter und frischer fühlte. Je mehr ich im Alltag darüber sprach, desto mehr spürte ich, wie tief dieses Thema jeden einzelnen Menschen berührt und wie wenig die meisten von uns darüber wissen. Obwohl ich ursprünglich nur meinen eigenen Schlaf verbessern wollte, war ich mir nach ersten Erfolgen und Erkenntnissen sicher, dass ich mit einem *6-Minuten-Schlaftagebuch* die Nachtruhe von vielen Menschen da draußen verbessern könnte.

Ja, ich bin kein Arzt oder Wissenschaftler und auch kein offizieller Schlafexperte. In einer ganz kleinen Nische bin ich jedoch der vielleicht weltweit führende Experte geworden – nämlich in der Entwicklung wissenschaftlich fundierter Journals, mit denen Menschen ihr Leben positiv verändern. Seit 2016 haben mein Team und ich genau vier solcher Werke herausgebracht, so wenige Neuerscheinungen wie kein anderer aktiver Verlag in Deutschland. An Faulheit liegt es nicht, denn glaub mir, nichts hat in den letzten acht Jahren mehr Platz in meinem Leben eingenommen als die Entwicklung und vor allem auch die stetige Weiterentwicklung dieser Bücher. Dabei liegt der Fokus ganz bewusst nicht auf Masse, sondern auf Klasse – und zwar auf klasse Journals, mit denen du in 6 Minuten für kleine Veränderungen mit großer Wirkung sorgst. Und von genau dieser starken Spezialisierung profitierst hoffentlich genau du am meisten, denn für dieses Journal haben wir das bewährte *6-Minuten-Prinzip®* vom Tag in die Nacht geholt.

Das *6-Minuten-Prinzip*®: kleiner Aufwand, große Wirkung

Aktuelle Studien zeigen: Immer mehr Menschen WISSEN, was sie tun können, um gelassener, gesünder und glücklicher zu leben, aber immer weniger TUN es auch wirklich. Mit Tausenden Büchern, Blogs, Apps und Podcasts mangelt es nicht an Ideen für ein besseres Leben. Es mangelt an der langfristigen Umsetzung.

Deshalb spezialisieren wir uns auf wissenschaftlich fundierte Praxisbücher, mit denen du – ohne Kampf und Krampf – konstant ins TUN kommst! Ganz egal, welchen Lebensbereich du verändern möchtest: Die *6-Minuten-Journals*® sind so konzipiert, dass du täglich Gewohnheiten aufbaust, die mit möglichst wenig Aufwand möglichst viel in deinem Leben verbessern. In 6 Minuten am Tag.

Bevor die Reise weitergeht, möchte ich kurz Danke sagen. Dankbarkeit ist nicht nur ein zentrales Fundament aller *6-Minuten-Journals*®, sondern öffnet auch – so einfach und effektiv wie keine andere Übung in der Positiven Psychologie – die Augen für die guten Seiten des Lebens. Also Augen auf und erst einmal danke an mein fabelhaftes Team, das bis zum letzten Schliff für dieses Projekt alles gegeben hat. (Auch wenn mir durchaus bewusst ist, dass es nach Überarbeitungsschleife 17 oder 18 schon ziemlich anstrengend wurde.) Danke an den Rowohlt Verlag, der die Vision hinter dem *6-Minuten-Prinzip*® seit Jahren mit Herzblut unterstützt. Danke an meine Frau Sev, die nicht nur mein größter Ruhepol und moralischer Kompass ist, sondern auch meine treueste und ehrlichste Kritikerin. Keines der *6-Minuten-Journals*® und auch dieses hier wären ohne sie das, was es ist. Danke an meinen kleinen Sohn, der mich täglich zum Lachen bringt und mich immer wieder daran erinnert, was wirklich wichtig im Leben ist. Danke auch an dich, dass du dich auf diese Reise zu einem besseren Schlaf eingelassen hast. Wenn du jetzt mehr darüber erfahren möchtest, was dieses Buch so einzigartig macht und wie es dir dabei helfen wird, Schritt für Schritt besser zu schlafen, dann lies dir unbedingt die 6 Gründe ab Seite 26 durch. Und bevor du weitermachst: Atme Erfüllung ein und Zweifel aus! Lass dich in erholsame Nächte führen!

Du wirst dein Leben niemals verändern, solange du nicht etwas veränderst, das du täglich tust. Der Schlüssel zum Erfolg liegt in deiner täglichen Routine.

John C. Maxwell

So nutzt du

... dieses Journal:

Mit wertvollen, wissenschaftlich fundierten Inhalten macht dich dieses Journal zum Wissensriesen. Wichtiger ist jedoch, dass du kein Umsetzungszwerg bleibst, sondern auch wirklich ins Tun kommst. Denn nur wenn du etwas veränderst, kann sich auch dein Schlaf verändern. Der Theorieteil hilft dir, das «Warum?» und das «Wie?» hinter deiner Journaling-Routine zu verinnerlichen, und ist so aufgebaut, dass du die Kapitel weitestgehend losgelöst voneinander lesen kannst. Warte also nicht, bis du alle Theorie-Seiten eingehend studiert hast, sondern starte gerne schon vorher mit dem Praxisteil. Der Theorieteil ist wichtig, der Praxisteil ist jedoch noch wichtiger, denn er macht dich zum Umsetzungsriesen oder zur Umsetzungsriesin, und hilft dir so, deinen Schlaf zu verbessern. Wähle die Herangehensweise, die am besten zu dir passt:

Option A: für Schnell-Starter

Dir juckt es schon jetzt in den Fingern, mit dem Praxisteil zu starten? Dann begib dich direkt auf die Schnellstraße hin zu seligem Schlummer und nimm dann die Ausfahrt zu Seite 82 bis 93. Um wirklich das Beste für dich und deinen Schlaf rauszuholen, kannst du alle anderen Texte im Buch dann in gemächlichem Tempo lesen.

Option B: für Gründlich-Starter

Du möchtest erst mal ordentlich Aha-Momente sammeln und dein Schlafwissen aufs nächste Level bringen? Dann lies dir die ersten 127 Seiten durch und starte im Anschluss mit deiner *6-Minuten-Routine*. So wirst du nicht nur verstehen, was dieses Buch so einzigartig macht, sondern auch das «Warum?» hinter dem Praxisteil verinnerlichen.

Dieses Journal

... ist das Richtige für dich, wenn du:

- deinen mittelmäßigen Schlaf zu gutem Schlaf verbessern willst
- deinen schlechten Schlaf in soliden Schlaf verwandeln möchtest
- deinen guten Schlaf in exzellenten transformieren möchtest
- deinen «Mini-Bachelor of Schlaf» absolvieren möchtest :)

Falls du aktuell unter einer diagnostizierten Schlafstörung leidest, ersetzt dieses Journal nicht den Arztbesuch oder eine Therapie, sondern kann diese allenfalls ergänzen. Stell dir vor, du bist eine Sprinterin oder ein Marathon-Läufer. Dann könnte man dir alle möglichen Tipps und Tricks geben, wie du deine Laufleistung verbessern kannst. Aber wenn du einen gebrochenen Knöchel hast, wird dir keiner dieser Hinweise helfen, schneller zu laufen. Stattdessen musst du erst mal in ärztliche Behandlung, eine Physiotherapie durchlaufen und deinen Knöchel ausheilen lassen, bevor du überhaupt wieder ans Sprinten denken kannst. Erst danach helfen dir die Tipps und Tricks. Dasselbe gilt für deine Insomnie.

Dieses Tagebuch ist das, was du daraus machst.

Können diese 550 g Papier in deiner Hand wirklich deinen Schlaf verändern? Ohne dein Zutun ist dieses Journal tatsächlich nicht mehr als 550 g Papier und ein bisschen Druckfarbe. Erst durch deine Hände kann es seine volle Wirkung entfalten. Es ist dein Entschluss, es sind deine Gedanken und deine Gefühle, die die Fragen in diesem Buch zum Leben erwecken. Erst durch deine Antworten – und die wertvollen Momente, die du auf der Suche danach erlebst – stößt du die große Veränderung in dir selbst an. *Das 6-Minuten-Schlaftagebuch* ist kein Wunderbuch, sondern ein Praxisbuch, das von deiner Anwendung lebt.

6 Gründe

… für das 6-Minuten-Schlaftagebuch.

GRUND 1

Wissenschaft statt Wischiwaschi: Du profitierst von fundiertem und praxisnahem Wissen

Vor allem in der westlichen Welt ist im letzten Jahrzehnt ein alarmierender Anstieg von Menschen mit Schlafproblemen zu verzeichnen. Passend dazu nimmt auch die Schlafforschung jetzt immer schneller Fahrt auf, und im Internet findest du so viel frei zugängliches Schlafwissen wie noch nie zuvor. Unter all diesen Informationen tummelt sich allerdings auch viel Halbwissen oder, nett gesagt, Viertelwissen. Damit du dir die Zeit sparen kannst, selbst Hunderte Quellen zu durchsuchen, haben mein Team und ich zahlreiche wissenschaftliche Veröffentlichungen, Interviews und Bücher durchforstet, um die Spreu vom Weizen zu trennen. Ein starkes wissenschaftliches Fundament ist von Anfang an einer der wichtigsten Eckpfeiler des *6-Minuten-Prinzips®*. Entsprechend findest du in diesem Journal nur Informationen, die auf dem neuesten Stand der Forschung basieren. Du erhältst allerdings nicht nur fundiertes, sondern auch wirklich umsetzbares Wissen, denn Theorie und Praxis sind bekanntlich zwei verschiedene Paar Schuhe.

Man kann davon ausgehen, dass jede Ernährungsexpertin über gesunde Ernährung und jeder Physiotherapeut über richtige Bewegung Bescheid weiß. Bedeutet das gleichzeitig auch, dass sich jede Ernährungsexpertin gesund ernährt und sich jeder Physiotherapeut stets richtig bewegt? Wahrscheinlich eher nicht. Dieselbe Logik gilt für all die wissenschaftlich fundierten Tipps, um besser ein- und durchzuschlafen. Diese Tipps zu probieren und in dein Leben zu integrieren, ist etwas grundlegend anderes, als einfach nur darüber zu lesen oder zu reden. Schließlich hat die Flut von Schlaftipps im Internet auch nicht dazu geführt, dass weniger Menschen Schlafprobleme haben. Es mangelt zwar nicht an Ideen für einen besseren Schlaf. Aber es fehlt an praktischem Wissen, mit dem gute Schlafgewohnheiten langfristig in Fleisch und Blut übergehen. Genau aus diesem Grund wirst du im *6-Minuten-Schlaftagebuch* niemals in der Theorie hängen gelassen, sondern genau an dem Punkt abgeholt, an dem du dir denkst: «Ja spannend, aber was mache ich jetzt ganz konkret und wie mache ich das?» Dafür erhältst du mit deiner täglichen *6-Minuten-Routine* nicht nur einen praktischen Werkzeugkasten, sondern wirst auch im Theorieteil stets mit fundierten Praxistipps versorgt, die so verpackt sind, dass du sie möglichst ohne Kampf und Krampf im Alltag umsetzen kannst.

GRUND 2

Einfachheit statt Überforderung
Weniger ist mehr: Du fokussierst dich auf das Wesentliche

Vielleicht kennst du das vom Thema Ernährung? Ein paar Monate lang denkt man, Paleo-Ernährung ist am gesündesten, dann liest man, Low Carb ist viel besser, dann wird Intervallfasten überall angepriesen, bevor dann alle Bekannten erzählen, dass vegane Ernährung das Nonplusultra ist. Ständig neue Trends und Empfehlungen sorgen eher für Verwirrung und Überforderung als für Klarheit. Ähnliches gilt beim Thema Schlaf. Allein bei dem Zusammenhang zwischen Ernährung und Schlaf sind wir auf so viele verschiedene, sich teilweise widersprechende Empfehlungen gestoßen, dass mein Team und ich in den ersten Monaten vor lauter Bäumen den Wald nicht gesehen haben. Viel wichtiger als 100 komplizierte Techniken ist jedoch der Fokus auf die wenigen wirklich wirkungsvollen Gewohnheiten, die dann aber auch mit der Zeit in Fleisch und Blut übergehen. Deshalb haben wir uns auf die Stellschrauben fokussiert, die zweifelsfrei, meinungsfrei und trendfrei das Potenzial haben, deinen Schlaf messbar zu verbessern. Um diese Stellschrauben zu identifizieren, haben wir nicht nur monatelang selbst Schlaftracker getragen, sondern auch alle Schlafprogramme, Schlaftagebücher, Schlaf-Apps und Online-Trainings ausprobiert, die wir in die Finger bekommen konnten. Für das Konzept dieses Journals haben wir uns mit Psychologinnen und Experten ausgetauscht, die Praxisübungen immer wieder selbst angewendet und sie auch von Menschen mit Schlafproblemen in ihrem Alltag testen lassen. Im Entwicklungsprozess dieses Journals haben wir alles eliminiert, was nicht absolut notwendig ist, und uns immer wieder gefragt: «Geht das noch einfacher?». Denn Minimalismus bedeutet nicht, nichts zu haben, sondern keinen Ballast zu haben. Dieses Journal soll dein (Schlaf-)Leben langfristig vereinfachen, anstatt dich mit unzähligen Elementen zu überfordern. Und genau aus diesem Grund liegt nicht das *60-Minuten-*, sondern *Das 6-Minuten-Schlaftagebuch* vor dir.

GRUND 3

Leichtigkeit statt Stress: Statt «WEG-VON» schlechtem bewegst du dich «HIN-ZU» besserem Schlaf

Evolutionsbedingt fokussiert sich unser Gehirn gerne auf das Negative. Stell dir vor, unsere Vorfahren wären ständig tiefenentspannt und mit rosaroter Brille durch die Gegend gelaufen. Beim verträumten Genießen des Sonnenuntergangs oder bei dem Erfreuen am Vogelgezwitscher hätten sie nicht nur das gefährliche Rascheln im Gebüsch überhört, sondern auch den verdächtigen Schatten übersehen. Sie wären einem hungrigen Bären direkt in die Arme gelaufen oder der giftigen Schlange zum Opfer gefallen. Und so wäre die Menschheit längst ausgestorben. Aus evolutionärer Sicht war es also sinnvoll, tausend Mal falschen Alarm zu schlagen, als einmal aus dem Hinterhalt überfallen zu werden. Kein Wunder also, dass dein Gehirn permanent nach Dingen sucht, die gerade falsch laufen oder eine Bedrohung für dein Überleben darstellen könnten. Und genau deshalb haben negative Erfahrungen, schlechtes Feedback und unangenehme Erinnerungen einen drei- bis viermal stärkeren psychologischen Einfluss auf dich als die positiven Erlebnisse. Logisch also, dass unsere Denkmuster oftmals von negativ geprägten «WEG-VON-Bildern» anstatt von positiven «HIN-ZU-Bildern» dominiert werden. Wir denken eher: «Ich möchte diesen nervigen, stressigen Job nicht mehr.» (WEG-VON-Bild), anstatt: «Ich möchte mich neu orientieren und einen Job, der mich erfüllt und mir Spaß macht.» (HIN-ZU-Bild). Das Problem ist: Dein Gehirn kennt keine Verneinung. Wenn ich sage «Denke jetzt nicht an den pinkfarbenen Elefanten!», dann tust du es trotzdem, ob du willst oder nicht. Und genauso kann dein Gehirn bei einem «WEG-VON-Bild» nicht anders, als den gedanklichen Fokus auf das Problem zu legen – was wiederum zu negativen Gefühlen und zum sogenannten Tunnelblick führt. Um beim Beispiel mit dem ungeliebten Job zu bleiben: Einmal im Tunnelblick gefangen, siehst du nur noch Aspekte an deiner Arbeit, die dich stressen oder nerven. Du hörst nur noch den Menschen zu, die dich in dieser Meinung bestärken. Ein positiver Weitblick ist kaum noch möglich, und so bleibt dir der Blick auf all die möglichen Lösungsalternativen versperrt.

Ein positiver Fokus auf «HIN-ZU-Bilder» ist nicht nur Kern des Schlaftagebuchs, sondern ein weiterer Grundpfeiler des *6-Minuten-Prinzips®* und meiner eigenen Lebensphilosophie. Meine Frau und ich haben nur genau ein Poster in unserer Wohnung hängen, und die Worte darauf siehst du auf der nächsten Seite. Bei deinem Schlaf jedenfalls ist es ähnlich wie bei dem Jobbeispiel. «WEG-VON» schlechtem Schlaf und «HIN-ZU» gutem Schlaf ist zwar dieselbe Richtung, aber eine komplett andere Energie. Versuch es doch gleich mal: Wie fühlt sich «WEG-VOM» Bildschirm vorm Schlafen an? Und jetzt im Vergleich: Wie fühlt sich «HIN-ZU» spannenden Büchern oder «HIN-ZU» entspannter Musik vorm Schlafen an? Genau mit dieser positiven Energie von «HIN-ZU-Bildern» bewegst du dich mit diesem Journal vorwärts. Und das ist gerade bei diesem Thema so wichtig, denn der Weg zu besserem Schlaf ist alles andere als linear, sondern führt über holprige Umwege und unvorhersehbare Abzweigungen. Du bewegst dich nicht wie bei einem Computerspiel von Level 1 zu Level 2 und so weiter bis zum Endgegner, sondern gehst immer mal wieder zwei Schritte zurück, um dann wieder drei nach vorne zu gehen. Gerade deshalb ist die Konzentration auf

Auf Veränderung zu hoffen, ohne selbst etwas dafür zu tun, ist wie am Bahnhof zu stehen und auf ein Schiff zu warten.

Albert Einstein

Beweg dich nicht
WEG-VON der letzten,
sondern HIN-ZUR
nächsten Sache.
Gleiche Richtung.
Komplett andere
Energie.

«HIN-ZU-Bilder» so entscheidend. Nur durch einen Fokus auf das Gute entsteht positiver Weitblick, der dir stets erlaubt, die kleinen Fortschritte zu würdigen (siehe Leichtigkeits-Tipp 1, S. 90). Und nur so kannst du all den wissenschaftlich fundierten Schlaftipps mit mehr Neugier und Zuversicht begegnen.

GRUND 4

Emotionen statt nur Fakten: Dieses Journal spricht deinen Reiter UND deinen Elefanten an

Selbst wenn wir uns bereits fest entschlossen haben, etwas in unserem Leben zu verändern, fällt die dauerhafte Umsetzung oft extrem schwer. Einer der wichtigsten Gründe dafür ist ein Zwiespalt in unseren Köpfen, den du sicherlich sehr gut kennst, nämlich der Konflikt zwischen deinem emotionalen Ich und deinem rationalen Ich. Diese Uneinigkeit hat der Psychologie-Professor Jonathan Haidt in eine meiner absoluten Lieblings-Metaphern verpackt: Stell dir vor, dein emotionales Ich ist ein Elefant und dein rationales Ich der Reiter des Elefanten. Dein Reiter will fünf Portionen Obst und Gemüse pro Tag, dein Elefant möchte Vanilleeis mit heißen Kirschen. Dein Reiter will heute beim Sport ins Schwitzen kommen, dein Elefant den Aufzug nehmen und die Couch nur verlassen, wenn es unbedingt nötig ist. Auch wenn Elefant und Reiter beide ihren eigenen Willen haben, hat der Reiter augenscheinlich die Zügel in der Hand. Diese Kontrolle über den Elefanten ist allerdings ein Trugschluss, denn während dein Reiter – also dein rationales Ich – noch fleißig analysiert oder Argumente abwägt, hat sich das Bauchgefühl des Elefanten in Sekundenschnelle entschieden, und er trampelt bereits in eine völlig andere Richtung.

Dieselbe Logik gilt für deine Schlafgewohnheiten. Dein Reiter will früher ins Bett, um morgens fit zu sein, dein Elefant will noch zwei Stunden Serien schauen. Der rationale Teil deines Gehirns möchte sein Verhalten verändern, um dadurch besser zu schlafen, der emotionale Teil hingegen möchte lieber alles so lassen wie gehabt, denn in der kuscheligen Komfortzone ist es am bequemsten. Damit deine guten Vorsätze für einen besseren Schlaf auch wirklich dauerhaft in die Tat umgesetzt werden, müssen dein Reiter und dein Elefant jedoch gleichermaßen von deinen Vorsätzen überzeugt sein. Und damit die beiden auch wirklich in die gleiche Richtung gehen wollen, spricht das *6-Minuten-Schlaftagebuch* nicht nur deine logische, sondern auch deine emotionale Seite an. In deiner Hand liegt kein formales Schlafprotokoll, in das du täglich 50 verschiedene Werte einträgst. Damit auch dein Elefant motiviert an Bord ist, rattert dir hier niemand oberlehrerhaft Zahlen, Daten und Fakten runter. Stattdessen wirst du stets auf Augenhöhe abgeholt und begegnest immer wieder kleinen Geschichten, Anekdoten oder einfach ein bisschen Spaß und Leichtigkeit. So überwindest du die natürlichen Widerstände des Elefanten in dir und erreichst Veränderung ohne Kampf und Krampf.

GRUND 5

Gute Gewohnheiten statt bloß gute Vorsätze: Mit kleinen Veränderungen erzielst du große Wirkung

Motivation bringt dich in Gang. Gewohnheit bringt dich voran.

Jim Rohn

Wie oft warst du schon hoch motiviert, ein neues Ziel in Angriff zu nehmen? Jeden Tag um 21.30 Uhr das Licht ausknipsen, dreimal die Woche zum Yoga, nicht mehr als drei Kaffee pro Tag trinken, jeden Abend zehn Seiten lesen oder die Ehrenmitgliedschaft im Fast-Food-Laden deines Vertrauens kündigen und endlich gesund kochen. Du hast voller Enthusiasmus große Pläne geschmiedet, nur um schnell wieder in alte Verhaltensmuster zu verfallen. Laut Statistik ist dir dieses Szenario wahrscheinlich bekannt, denn obwohl sich fast jeder mit guten Vorsätzen ins neue Jahr stürzt, erreichen 88 Prozent ihre Ziele nicht. Aber warum ist das so? Du hast bestimmt schon etliche Male Ratschläge gehört wie: «Du musst deine Ziele nur mit aller Kraft verfolgen!» oder «Halt einfach durch und reiß dich zusammen!». Das ist nicht nur die gängige Meinung der traditionellen Ratgeberliteratur, auch wir selbst erzählen uns gerne solche Geschichten. Wir denken allzu oft: «Hätte ich das wirklich gewollt, dann hätte ich es auch geschafft.» oder «Ich habe einfach nicht die Disziplin dafür!».

Genau genommen ist jedoch niemand von Grund auf diszipliniert, genauso wie niemand ohne Training einen muskulösen Körper hat. Der tägliche Speicher für unsere Willenskraft ist eine limitierte Ressource, ähnlich wie ein Akku, der morgens voll aufgeladen ist und dann im Laufe des Tages verbraucht wird.[14] Ebenso wie du nach 1000 Kniebeugen nicht mehr die Treppe hochsprinten kannst, ist auch deine Willenskraft nach zahlreichen Entscheidungen und Versuchungen nicht mehr in der Lage, Spitzenleistungen zu vollbringen. Aus diesem Grund bleibst du an besonders stressigen Tagen noch ewig lang auf Netflix oder einfach an deinem Smartphone hängen, obwohl du eigentlich fest entschlossen warst, früh schlafen zu gehen. Und aus demselben Grund wird nach einem besonders harten Arbeitstag eher zur fettigen Mahlzeit oder zum zweiten Glas Wein gegriffen. Fakt ist: Für guten Schlaf musst du regelmäßig gute Entscheidungen treffen. Tanze ich jetzt noch zwei Stunden meinen neuesten Stepptanz auf der Betriebsfeier oder gehe ich jetzt heim, um meine erholsame Nachtruhe zu bekommen? Mache ich jetzt eine Trainings- oder eine YouTube-Session? Hänge ich noch bis zur letzten Sekunde des Tages am Handy oder schreibe ich in mein *6-Minuten-Schlaftagebuch*? Je gestresster und anstrengender deine Tage sind, desto eher wirst du diese inneren Entscheidungskämpfe verlieren. Anstatt jedoch immer wieder zum Opfer deiner Willenskraft zu werden, gibt es einen einfacheren Weg, nämlich ... Trommelwirbel ... den Aufbau guter Gewohnheiten.

Das gute Gelingen ist zwar nichts Kleines, fängt aber mit Kleinigkeiten an.

Sokrates

Wenn du dich gestresst, gehetzt oder einfach überfordert fühlst, dann ist der Aufbau von kleinen Routinen nicht nur die beste Option für wahre Veränderungen, es ist wahrscheinlich auch die einzige. Wenn du also einen «disziplinierten» Menschen kennst, handelt es sich dabei eigentlich um jemanden, der die richtigen Verhaltensweisen zur Gewohnheit gemacht hat. Denn sobald eine gute Gewohnheit einmal fest in deinem Leben verankert ist, musst du all die inneren Entscheidungskämpfe nicht mehr jedes Mal aufs Neue austragen, sondern kannst quasi auf Autopilot die tollen Dinge angehen, die dich noch kurze Zeit zuvor so viel Anstrengung gekostet haben. Du kannst in Ruhe deinen Gewohnheits-Tempomat laufen lassen und genau die Dinge angehen, die dich glücklicher machen und besser schlafen lassen.

Man könnte auch sagen: Zuerst erschaffen wir unsere Schlafgewohnheiten, dann erschaffen sie unseren Schlaf. Natürlich kostet es anfangs Willenskraft, die Gewohnheiten einzuüben, die dich zu deinem Ziel führen. Diese Willenskraft investierst du jedoch nur so lange, bis dein gewünschtes Verhalten nach durchschnittlich 66 Tagen fest in deinem Gehirn verwurzelt ist.[15] Und genau deshalb geht es beim *6-Minuten-Prinzip®* weniger um die exakte Minutenzahl und vielmehr um tägliche Schritte, die so klein sind, dass du sie auch wirklich – ohne Kampf und Krampf – gehen kannst. Denn so nutzt du deine limitierte Willenskraft raffinierter, um innerhalb von etwa zwei Monaten neue Gewohnheiten zum Teil von dir zu machen. Und weil deine Willenskraft nicht endlos ist, kannst du logischerweise nicht 20 Gewohnheiten gleichzeitig aufbauen. Deshalb ist es unglaublich wichtig, dass du immer wieder klug selektierst, auf welche Routinen du dich konzentrieren möchtest. Passend dazu konnten Verhaltensforscher zeigen, dass Routine nicht gleich Routine ist, denn der Aufbau einiger Routinen ist eine wesentlich bessere Investition deiner Willenskraft als andere. Solche Gewohnheiten werden auch als «Schlüsselgewohnheiten» bezeichnet – Sport, Meditation, Lesen oder das Führen eines Journals[16] sind unstrittige Beispiele hierfür.[17] Der Sozialpsychologe Dr. Roy Baumeister wollte beispielsweise in einer Studie erreichen, dass die Teilnehmer einen gesünderen Lebensstil entwickeln. Statt ihnen in aller Ausführlichkeit zu erklären, wie sie gesünder leben sollten, ließ er sie zwei Monate lang Gewichte stemmen. Aus einer positiven Gewohnheit wurden automatisch weitere: Die Teilnehmer aßen gesünder, reduzierten ihren Alkoholkonsum, lernten mehr für die Uni und räumten sogar häufiger zu Hause auf. Einmal ins Leben geholt, entwickeln Schlüsselgewohnheiten eine gewaltige Eigendynamik. Sie dehnen sich auf andere Lebensbereiche aus und erleichtern so den Aufbau weiterer wünschenswerter Gewohnheiten. Wenn du mit dem Praxisteil beginnst, kannst du schon bald in deinem Leben spüren, wie das *6-Minuten-Schlaftagebuch* als Schlüsselgewohnheit andere gute Gewohnheiten nach sich ziehen wird. So setzt du deine limitierte Willenskraft raffiniert ein und stellst sicher, dass du – Schritt für Schritt, Gewohnheit für Gewohnheit – erholsamer ins Land der Träume gleitest.

Shrek: «Oger sind wie Zwiebeln.» – Esel: «Sie stinken?» – Shrek: «Nein, sie haben Schichten.»

Shrek, der tollkühne Held

Zuerst erschaffen wir
unsere Gewohnheiten,
dann erschaffen unsere
Gewohnheiten uns.

John Dryden

GRUND 6

«WARUM» statt einfach nur «WAS»: Mehr Spaß und Sinn – guter Schlaf ist wieder drin

Wir alle kennen das Gefühl, dass wir etwas in unserem Leben verändern sollten. Eigentlich magst du deinen Job, aber irgendwie fehlt dir die Herausforderung. Du hast einen liebevollen Partner, aber da ist in letzter Zeit dieses mulmige Gefühl, dass du nicht mehr richtig glücklich bist. Dein Schlaf war eigentlich immer ganz okay, aber so langsam fragst du dich, ob es wirklich so gesund ist, dass du jede Nacht noch bis zum Einschlafen am Smartphone hängst. Wenn du das Gefühl verspürst, dass etwas in deinem Leben nicht passt, dann fragst du dich direkt: «WAS will ich? Und WIE komme ich dahin?» Der mentale Fokus liegt dabei meist sofort auf dem Endresultat und dem Pfad, der am besten ohne Umwege genau dahin führt – zum besseren Job, einem passenderen Partner oder zu einer erholsameren Nachtruhe. Wir klammern uns geistig so stark an das WAS und WIE, dass wir gar keine Zeit haben, uns in Ruhe die entscheidendere Frage zu stellen, nämlich: «WARUM möchte ich das?»

Nicht nur Oger, sondern auch wir Menschen sind in gewisser Weise wie Zwiebeln. Wie du im Bild auf der nächsten Seite siehst, finden Veränderungen in der Regel in einer der folgenden drei Schichten statt: In der äußeren Schicht sind unsere Ziele der Veränderungszwiebel angesiedelt, das WAS, zum Beispiel die Beförderung, der Traumkörper, die Goldmedaille oder guter Schlaf. Die mittlere Schicht umfasst dein WIE, also all die Handlungen, mit denen du deine Ziele verfolgst, beispielsweise der Aufbau neuer Ernährungs-, Arbeits- oder Schlafgewohnheiten. Im Kern der Zwiebel befindet sich dein WARUM. Hier sind deine Werte, deine innersten Überzeugungen und somit auch deine stärksten Antriebskräfte angesiedelt. Also, warum möchtest du besser schlafen? Möchtest du leistungsfähiger und fokussierter im Job werden, um das nächste Level zu erreichen? Möchtest du wieder attraktiver, jünger und frischer aussehen, um dich wohler in deiner Haut zu fühlen? Oder möchtest du einfach mehr Energie und Vitalität, um wieder mit deinen Kindern toben und beim Sport alles geben zu können?

Die Veränderungszwiebel

Von außen nach innen vs. Von innen nach außen

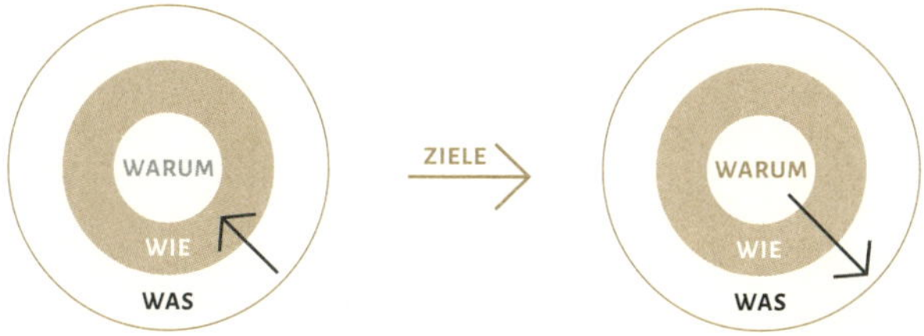

Für deine Ziele sind alle drei Schichten der Veränderungszwiebel wichtig. Ausschlaggebend jedoch ist die Richtung, in der du dich durch die Zwiebel bewegst, nämlich von deinem WARUM als solide Basis in Richtung der Ziele, die dir wichtig sind. Nicht von außen nach innen (Grafik links), sondern von innen nach außen (Grafik rechts). Demgemäß zeigen Studien, dass Ziele uns am besten motivieren, wenn sie mit unserer stärksten Antriebskraft, unserem WARUM, in engem Zusammenhang stehen. Auch zahlreiche Größen im Bereich der Persönlichkeitsentwicklung wie Mark Manson, Brené Brown oder Simon Sinek betonen immer wieder, dass positive Veränderung auf Dauer nur dann funktioniert, wenn das WARUM der Ausgangspunkt dieser Veränderung ist. Aus diesem Grund verfolgst du im *6-Minuten-Schlaftagebuch* nicht einfach blind das Ziel, besser zu schlafen, sondern machst dir auf Seite 95 ganz genau bewusst, welche positiven Veränderungen ein besserer Schlaf in dein Leben bringen soll. Der Monats-Check bietet dir eine Routine, um dein WARUM stets im Blick zu behalten und alle vier Wochen deine Fortschritte zu verfolgen. So nutzt du dein persönliches WARUM als starken Motor für deinen Weg zu besseren Schlafroutinen. Und bei deinem WARUM gibt es kein Richtig oder Falsch, sondern vielmehr die Notwendigkeit, deinen eigenen Weg zu finden. Mit jeder Seite, die du ausfüllst, näherst du dich Stück für Stück deinem besten Schlaf und verleihst diesem Tagebuch deinen ganz eigenen Fingerabdruck.

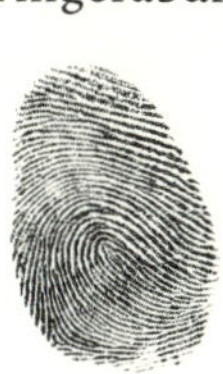

DEIN SCHLAF-FUNDAMENT

… das Wichtigste, was du über Schlaf wissen musst, bevor es in die Praxis geht.

Dein Schlaf unter der Lupe

... Fragen & Antworten.

Bevor du die Reise zu einem besseren Schlaf antrittst und dafür fleißig deine Koffer mit fundiertem Wissen und praktischen Methoden füllst, betrachtest du deinen aktuellen Schlaf zur Abwechslung mal bei Tageslicht.

Wie sahen die Routinen rund um deinen Schlaf in den letzten Monaten aus? Auf den nächsten Seiten dreht sich alles um deine Gewohnheiten rund um den Schlaf. Gehe in dich und beantworte die Fragen zügig und ohne groß nachzudenken. Je ehrlicher du bist, desto wertvoller sind deine Antworten – vor allem für dein Zukunfts-Ich. Nach Vollendung des Schlaftagebuchs kehrst du nämlich hierher zurück und beantwortest den Fragebogen erneut. Im direkten Vergleich mit dir selbst kannst du dann wunderbar erkennen, welche Aspekte sich verbessert haben und an welchen du gegebenenfalls weiter feilen möchtest.

Wie du dir sicher denken kannst, fallen Schlafmeister nicht einfach vom Himmel, sondern erklimmen Schritt für Schritt den kuscheligen Berg der erholsamen Traumnächte.

Wer in sich geht, kann mehr aus sich herausholen.

Ernst Ferstl

Dein (Schlaf-)Leben …

ist das, was du täglich tust.

Vorher

Folgst du jeden Tag dem gleichen Schlaf-Wach-Rhythmus oder variiert er?

- ◯ Meine Einschlaf- und Aufwachzeit sind jeden Tag so ziemlich gleich.
- ◯ An Werktagen ist mein Rhythmus gleich, an Wochenenden oder im Urlaub ist er anders.
- ◯ Ich schlafe zu komplett unterschiedlichen Zeiten, ohne erkenntliche Regelmäßigkeit.

Wann isst du das letzte Mal vor dem Schlafengehen?

- ◯ Ich esse abends auch gerne mal kurz vor dem Schlafen – vor allem Snacks.
- ◯ Meistens esse ich 1–2 Stunden vor dem Schlafen nichts mehr – Ausnahmen gibt es manchmal :)
- ◯ Mindestens 3 Stunden vorher esse ich NICHTS mehr. Keine Ausnahmen.

Wann nimmst du das letzte Mal etwas Koffeinhaltiges zu dir – ob Kaffee, schwarzen Tee, Energydrinks oder dunkle Schokolade?

- ◯ Ich nehme kein Koffein zu mir, das macht mich ganz hibbelig.
- ◯ Ich trinke etwa .... Tassen Kaffee oder Ähnliches am Tag. Ab etwa .... Uhr gibt es kein Koffein mehr.
- ◯ Koffein stört meinen Schlaf nicht. Ich trinke Kaffee und Co. beliebig zu jeder Uhrzeit.

Nachher

Folgst du jeden Tag dem gleichen Schlaf-Wach-Rhythmus oder variiert er?

- ◯ Meine Einschlaf- und Aufwachzeit sind jeden Tag so ziemlich gleich.
- ◯ An Werktagen ist mein Rhythmus gleich, an Wochenenden oder im Urlaub ist er anders.
- ◯ Ich schlafe zu komplett unterschiedlichen Zeiten, ohne erkenntliche Regelmäßigkeit.

Wann isst du das letzte Mal vor dem Schlafengehen?

- ◯ Ich esse abends auch gerne mal kurz vor dem Schlafen – vor allem Snacks.
- ◯ Meistens esse ich 1–2 Stunden vor dem Schlafen nichts mehr – Ausnahmen gibt es manchmal :)
- ◯ Mindestens 3 Stunden vorher esse ich NICHTS mehr. Keine Ausnahmen.

Wann nimmst du das letzte Mal etwas Koffeinhaltiges zu dir – ob Kaffee, schwarzen Tee, Energydrinks oder dunkle Schokolade?

- ◯ Ich nehme kein Koffein zu mir, das macht mich ganz hibbelig.
- ◯ Ich trinke etwa .... Tassen Kaffee oder Ähnliches am Tag. Ab etwa .... Uhr gibt es kein Koffein mehr.
- ◯ Koffein stört meinen Schlaf nicht. Ich trinke Kaffee und Co. beliebig zu jeder Uhrzeit.

Welche Temperatur hat dein Schlafzimmer durchschnittlich? Magst du es eher kälter oder wärmer?

16°C 17°C 18°C 19°C 20°C 21°C 22°C

Hast du die Möglichkeit, dein Schlafzimmer zu verdunkeln?

- ◯ Ich habe Jalousien, mein Schlafzimmer wird ziemlich dunkel.
- ◯ Ich habe Vorhänge. Nachts kann ich mich gut ohne Licht orientieren, morgens ist es dafür recht hell.
- ◯ Ich dunkle mein Schlafzimmer nicht ab.

Wie lange brauchst du durchschnittlich zum Einschlafen? Wachst du nachts häufig auf? Schläfst du schnell wieder ein?

Wie oft bewegst du dich mindestens 30 Minuten am Stück, z. B. durch Spazieren, Ausdauer- oder Kraftsport?

- ◯ Wenn es hoch kommt, 1 Mal die Woche.
- ◯ Etwa 1–2 Mal die Woche.
- ◯ Etwa 3–4 Mal die Woche.
- ◯ Mehr als 4 Mal die Woche.

Welche Temperatur hat dein Schlafzimmer durchschnittlich? Magst du es eher kälter oder wärmer?

16°C 17°C 18°C 19°C 20°C 21°C 22°C

Hast du die Möglichkeit, dein Schlafzimmer zu verdunkeln?

- ◯ Ich habe Jalousien, mein Schlafzimmer wird ziemlich dunkel.
- ◯ Ich habe Vorhänge. Nachts kann ich mich gut ohne Licht orientieren, morgens ist es dafür recht hell.
- ◯ Ich dunkle mein Schlafzimmer nicht ab.

Wie lange brauchst du durchschnittlich zum Einschlafen? Wachst du nachts häufig auf? Schläfst du schnell wieder ein?

Wie oft bewegst du dich mindestens 30 Minuten am Stück, z. B. durch Spazieren, Ausdauer- oder Kraftsport?

- ◯ Wenn es hoch kommt, 1 Mal die Woche.
- ◯ Etwa 1–2 Mal die Woche.
- ◯ Etwa 3–4 Mal die Woche.
- ◯ Mehr als 4 Mal die Woche.

Nutzt du dein Bett ausschließlich zum Schlafen oder auch für andere Aktivitäten, wie Arbeiten, Fernsehen oder Ähnliches?

- ◯ Ich nutze mein Bett nur zum Schlafen.
- ◯ Neben dem Schlafen nutze ich mein Bett für meine Abendroutine: z. B. lesen oder fürs Journaling.
- ◯ Mein Bett ist Arbeitsplatz, Essecke & Kino – ich mache wirklich viel auf meinem Bett.

Machst du Nickerchen? Wann, wie oft und wie lange?

....

....

....

....

....

....

....

Nutzt du dein Bett ausschließlich zum Schlafen oder auch für andere Aktivitäten, wie Arbeiten, Fernsehen oder Ähnliches?

- ◯ Ich nutze mein Bett nur zum Schlafen.
- ◯ Neben dem Schlafen nutze ich mein Bett für meine Abendroutine: z. B. lesen oder fürs Journaling.
- ◯ Mein Bett ist Arbeitsplatz, Essecke & Kino – ich mache wirklich viel auf meinem Bett.

Machst du Nickerchen? Wann, wie oft und wie lange?

....

....

....

....

....

....

....

Wie du deinen Tag startest, ist, wie du deinen Tag lebst. Wie du deinen Tag lebst, ist, wie du dein Leben lebst.

Louise Hay

Dein Morgen …

in den ersten 30–90 Minuten des Tages.

Vorher

Wie fühlst du dich morgens meistens an Arbeitstagen?

Wie sieht deine Morgenroutine an Arbeitstagen aus? Wie wirst du z. B. wach? Wie schnell stehst du auf?

Wie fühlst du dich morgens meistens an freien Tagen?

Wie sieht deine Morgenroutine an freien Tagen aus? Wie wirst du z. B. wach? Wie schnell stehst du auf?

Nachher

Wie fühlst du dich morgens meistens an Arbeitstagen?

Wie sieht deine Morgenroutine an Arbeitstagen aus? Wie wirst du z. B. wach? Wie schnell stehst du auf?

Wie fühlst du dich morgens meistens an freien Tagen?

Wie sieht deine Morgenroutine an freien Tagen aus? Wie wirst du z. B. wach? Wie schnell stehst du auf?

Bekommst du an hellen Tagen in der ersten Stunde nach dem Aufwachen natürliches Licht unter freiem Himmel?

- ◯ Ja klar, jeden Tag. Ohne Licht am Morgen überkommen mich die Sorgen.
- ◯ Häufiger, aber ungeplant, z. B. bei einem Spaziergang, auf dem Weg zur Arbeit oder auf dem Balkon.
- ◯ Eher selten, ich stehe häufig auf, wenn es dunkel ist.
- ◯ Nein, morgens bin ich recht lange zu Hause und gehe erst später am Tag nach draußen.

Bekommst du an hellen Tagen in der ersten Stunde nach dem Aufwachen natürliches Licht unter freiem Himmel?

- ◯ Ja klar, jeden Tag. Ohne Licht am Morgen überkommen mich die Sorgen.
- ◯ Häufiger, aber ungeplant, z. B. bei einem Spaziergang, auf dem Weg zur Arbeit oder auf dem Balkon.
- ◯ Eher selten, ich stehe häufig auf, wenn es dunkel ist.
- ◯ Nein, morgens bin ich recht lange zu Hause und gehe erst später am Tag nach draußen.

Dein Abend …

in den letzten 30–90 Minuten des Tages.

Vorher

Wie fühlst du dich abends meistens an Arbeitstagen?

Wie sieht deine Abendroutine an Arbeitstagen aus? Was machst du z. B., um den Tag ausklingen zu lassen? Wie lange brauchst du zum Einschlafen? Gehe ins Detail.

Nachher

Wie fühlst du dich abends meistens an Arbeitstagen?

Wie sieht deine Abendroutine an Arbeitstagen aus? Was machst du z. B., um den Tag ausklingen zu lassen? Wie lange brauchst du zum Einschlafen? Gehe ins Detail.

Wie fühlst du dich abends meistens an freien Tagen?

😃 🙂 😐 😴 😔 😫

Wie sieht deine Abendroutine an freien Tagen aus? Was machst du z. B., um den Tag ausklingen zu lassen? Wie lange brauchst du zum Einschlafen? Gehe ins Detail.

....

....

....

....

....

....

....

Wann vor dem Schlafengehen schaust du das letzte Mal auf einen Bildschirm, z. B. dein Handy, den Fernseher oder dein Laptop? (E-Book-Reader ausgeschlossen)

- ◯ Mindestens 1–2 Stunden vorher.
- ◯ Etwa 30–60 Minuten vorher.
- ◯ Etwa 5–20 Minuten vorher.
- ◯ Etwa eine Minute vorher.

Wie fühlst du dich abends meistens an freien Tagen?

😃 🙂 😐 😴 😔 😫

Wie sieht deine Abendroutine an freien Tagen aus? Was machst du z. B., um den Tag ausklingen zu lassen? Wie lange brauchst du zum Einschlafen? Gehe ins Detail.

....

....

....

....

....

....

....

Wann vor dem Schlafengehen schaust du das letzte Mal auf einen Bildschirm, z. B. dein Handy, den Fernseher oder dein Laptop? (E-Book-Reader ausgeschlossen)

- ◯ Mindestens 1–2 Stunden vorher.
- ◯ Etwa 30–60 Minuten vorher.
- ◯ Etwa 5–20 Minuten vorher.
- ◯ Etwa eine Minute vorher.

Ein guter Tag beginnt am Abend davor.

Sprichwort

So wichtig

... ist guter Schlaf.

Schlaf macht deinen Körper attraktiver, fitter und jünger

Die Vorstellung von einem Jungbrunnen, einer Quelle ewigen Lebens, lässt sich seit Jahrtausenden in verschiedensten Kulturen finden. Schriften und Gemälde zeigen eine Wasserquelle, in die man von der einen Seite einsteigt und auf der anderen Seite verjüngt herauskommt. In unserer realen Welt wäre das Bild von einem verjüngenden Schlaf sehr viel passender. Ein Bett, in das du müde und ausgelaugt hineinkletterst und aus dem du Stunden später verjüngt und knackig wieder aufstehst. Passend dazu sagte der Schlafforscher Dr. Matthew Walker: «Schlaf ist dein Lebenserhaltungssystem und Mutter Naturs bisher bestes Bemühen um Unsterblichkeit.»[18] Falls dir das etwas zu dick aufgetragen klingt, habe ich zehn Argumente, die alle zeigen, dass Schlaf den Verfall oder das Gedeihen deines Körpers wie kein anderer Prozess beeinflusst.

Geh jetzt schlafen, damit du morgen schön bist ...

Jean Anouilh: Antigone

1. **Dein Jungbrunnen:** Die Forschung ist sich einig: Wer ausgeschlafener ist, wirkt gesünder und schöner. Ein Versuch zeigte, dass Menschen nach acht Stunden Schlaf viel attraktiver wirken als nach nur fünf Stunden – und vielleicht kennst du das auch und hast morgens schon mal dein Spiegelbild mit Gollum verwechselt. Der Grund: Wenn wir schlafen, wird ein Wachstumshormon ausgeschüttet, das unserer Haut beim Regenerieren hilft. Bekommen wir zu wenig davon ab, wird sie dünner und bildet leichter Falten. Immer wenn du also sagst, du brauchst deinen «Schönheitsschlaf», dann bist du nicht eitel, sondern hast die Wissenschaft voll auf deiner Seite.[19]

2. **Deine Gesundheitsvorsorge:** Schon gewusst? Wenn du dir ein Erkältungsvirus einfängst, ist die Wahrscheinlichkeit um ein Vielfaches höher, dass du nicht viel davon bemerkst, wenn du ausreichend geschlafen hast.[20] Denn im Schlaf füllt dein Körper die Waffenschmiede deines Immunsystems auf, und du bist am nächsten Morgen messbar widerstandsfähiger gegen Krankheiten. Wenn du in der Nacht vor einer Impfung genug schläfst, ist dein Impfschutz zwölf Monate später sogar doppelt so effektiv, als wenn du gerade Schlafmangel erlebst.[21] Und wer über viele Jahre regelmäßig die Nacht zum Tag macht, erhöht das Risiko, an Krebs, Übergewicht, Herzkrankheiten oder Depressionen zu erkranken, um ein Vielfaches. Den Spruch «Schlafen kannst du, wenn du tot bist» darfst du also gern durch den Satz «Schlafe genug, damit du länger lebst!» ersetzen.[22]

3. **Dein Schlankmacher:** Schlaf steuert deine Hungerhormone, weshalb du nach Tagen mit zu wenig Schlaf oft einen starken Hunger hast oder dich besonders nach kalorienreichen, ungesunden Snacks sehnst. Gleichzeitig haben chronisch unausgeschlafene Menschen statistisch gesehen weniger Lust auf Sport, was dazu führt, dass sie häufiger an Übergewicht leiden (mehr dazu auf Seite 174). Außerdem hilft dir Schlafen sogar beim Abnehmen: Eine Studie konnte zeigen, dass man nach acht Stunden Schlaf bei gleichem Kaloriendefizit bis zu 55 Prozent mehr Fett verbrennt als nach nur fünfeinhalb Stunden Schlaf.[23]

Was man dem Schlaf raubt, holt sich die Krankheit wieder.

Karl Peltzer

4. **Deine Kraftquelle:** Wenn du zwar gern ins Fitnessstudio gehst, aber nicht genug schläfst, dann kannst du dir auch die Muckibude sparen. Denn erst im Schlaf wird dein Kraftakt auch wirklich vollendet, weil dein Körper erst dann deine Muskeln repariert und sie wachsen lässt (mehr dazu auf Seite 188). Wer acht Stunden schläft, baut bei gleichem Krafttraining 60 Prozent mehr Muskeln auf, als der, der nur fünfeinhalb Stunden schläft. Genügend Schlaf könnte deshalb ein entscheidender Grund sein, warum manche beim Krafttraining größere Fortschritte machen als andere.[24]

5. **Dein Lusttreiber:** Schlaf reguliert Sexualhormone wie Testosteron oder Östrogene. Testosteron ist zum Beispiel das wichtigste männliche Geschlechtshormon. Es schützt nicht nur Herz und Gefäße, sondern beeinflusst auch alle Sexualfunktionen positiv. Männer, die regelmäßig nur vier bis fünf Stunden schlafen, haben das Testosteronlevel von zehn Jahre älteren Männern. Auch wenn das Hormonzusammenspiel bei Frauen etwas komplexer ist, sind die Auswirkungen von zu wenig Schlaf auf die Sexualfunktionen ähnlich stark.

Schlaf macht deinen Kopf klüger, schneller und entspannter

Wenn du heute Nacht ins Bett gehst, ist dein Körper alles andere als inaktiv. In vielen Schlafphasen ist dein Gehirn sogar so beschäftigt, dass man mit Gehirnscans nicht feststellen könnte, ob du gerade wach bist oder schläfst. Obwohl dein Gehirn nur etwa zwei Prozent des Körpergewichts ausmacht, verbraucht deine wunderbare graue Masse rund 25 Prozent der Energie deines Körpers.

6. **Deine Müllabfuhr:** Bei all der Aktivität in deinem Gehirn entstehen täglich etwa sieben Gramm an potenziell schädlichen Proteinen, die nachweislich Alzheimer oder Demenz verursachen. Erst vor wenigen Jahren konnte eindeutig nachgewiesen werden, dass genau diese Proteine über kilometerlange, mikroskopisch kleine Kanäle im

Gehirn, das sogenannte glymphatische System, abgetragen werden. Diese Müllabfuhr, auch *Brain Wash* genannt, arbeitet zum Großteil in deinen Tiefschlaf-Phasen, also vor allem in der ersten Nachthälfte[25] (mehr dazu auf Seite 171). Gehe also so oft es geht zu regelmäßigen Zeiten ins Bett und sorge für ausreichend Tiefschlaf, und der Müll wird immer schön rausgebracht. Im Alter wirst du es dir danken.

Die beste Brücke zwischen dem Ufer der Verzweiflung und dem Ufer neuer Hoffnung ist eine gut durchschlafene Nacht.

Unbekannt

7. **Dein Speicherbutton:** Nachdem du etwas Neues gelernt hast, speichert dein Schlaf das Gelernte im Gedächtnis. Kein Schlaf, kein Speicher-Button. Aber nicht nur nachdem, sondern auch bevor du etwas Neues lernst, ist Schlaf entscheidend. Stell dir dein Gehirn wie einen Schwamm vor, der während des Schlafs ordentlich ausgewrungen wird, um sich dann tagsüber mit den neuen Informationen und Fähigkeiten vollzusaugen, die du erlernst. Schläfst du zu wenig, läufst du mit einem wassergetränkten Schwamm durch die Gegend, der keinerlei Platz für die Aufnahme neuer Informationen hat. Dein Schlaf knüpft nachts sogar kluge Querverbindungen und trennt wichtige von unwichtigen Informationen. Du wachst also morgens nicht nur mit neuem, sondern auch besserem Wissen auf![26]

Schlaf ist dein Lebenserhaltungssystem und Mutter Naturs bisher bestes Bemühen um Unsterblichkeit.

Matthew Walker, Schlafforscher[30]

8. **Deine Therapiesitzung:** Das Sprichwort «eine Nacht drüber schlafen» passt auch zu negativen Emotionen und Ängsten, die durch guten Schlaf nachweislich weniger werden. Schlaf reduziert deine emotionalen Spannungen und Verletzungen und hilft dir, wie eine Art Therapiesitzung, emotional anstrengende Erfahrungen zu verarbeiten.[27] (Lies mehr darüber auf Seite 51.) Wenn dir also ein Problem wie der Weltuntergang vorkommt, ist es nach einer erholsamen Nacht oft nur noch halb so schlimm.

9. **Deine Produktivitätsrakete:** Ironischerweise brüsten sich besonders produktive Menschen oft damit, wenig zu schlafen. Dabei ist Schlaf der Produktivitäts-Tipp Nummer eins. Denn zahlreiche Studien zeigen, dass ausgeschlafene Menschen um Längen produktiver, belastbarer und dynamischer sind. Sie sind außerdem kreativer und leistungsfähiger und regenerieren sich nachhaltiger. Wenn du also ganz hoch hinauswillst, dann schlafe so tief und gut, wie du kannst.[28]

10. **Deine Gute-Laune-Maschine:** Manchmal wissen wir nicht, warum wir mit dem falschen Fuß aufgestanden sind. Sehr wahrscheinlich liegt es an einer schlechten oder zu kurzen Nacht. Denn ohne ausreichend Schlaf reagieren wir dünnhäutig, sind reizbarer und können unsere Emotionen schlechter regulieren.[29] Gleichzeitig lassen wir uns leichter von negativen Gefühlen beeinflussen. Deshalb gibt es keinen besseren Garant für gute Laune als eine gute Nacht.

Deine Schlafphasen

... Zick-Zack im Gehirn hilft, deine Tage zu entwirren.

Stell dir vor, es ist 1924. Du bist wissenschaftliche Mitarbeiterin und freust dich, denn heute werden Gehirnaktivitäten gemessen (das dafür nötige Elektroenzephalogramm, kurz EEG, wurde gerade erst erfunden). Du bist etwas spät dran, und noch bevor du einen Blick auf die verkabelten Versuchspersonen wirfst, springen dir schon die ersten Ergebnisse der Untersuchungen ins Auge. So wie die Zick-Zack-Linien aussehen, bist du dir sicher, dass die Teilnehmerin gerade etwas Aufregendes tut. Aber dann fällt dein Blick auf genau diese Probandin. Und zu deiner Verwunderung tut sie absolut nichts Aufregendes. Ganz im Gegenteil. Sie schläft tief und träumt! Du kannst es kaum glauben. Und als wäre das nicht schon spannend genug, ändert sich plötzlich das Zick-Zack-Muster des EEGs. Jetzt zeigt es dir eine ganz neue Linienführung an. Aber die Probandin schläft immer noch.

Die Schlafphasen

Dank dieser Pionierarbeit mit den EEG-Messungen wissen wir heute, dass unser Gehirn im Schlaf mit ziemlich spannenden Aktivitäten beschäftigt ist. Die verschiedenen Zick-Zack-Linien des EEGs haben damals zum ersten Mal die unterschiedlichen Schlafphasen sichtbar gemacht, die jeder von uns im Optimalfall in der Nacht immer wieder durchläuft. Deine Schlafphasen sind wahre Wunderwerke und fast für deine gesamte körperliche und emotionale Erholung verantwortlich. Die Benennung und Unterteilung der jeweiligen Schlafphasen ist nicht ganz vereinheitlicht, weil die zwei Leichtschlafphasen manchmal zu einer Phase zusammengefasst werden. Darüber hinaus gibt es noch die Tiefschlafphase und die REM-Phase (REM ist die Abkürzung für Rapid-Eye-Movement, weil sich deine Augen in dieser Phase viel bewegen). Aber schauen wir mal etwas genauer hin:

REM-Schlafphasen im Hypnogramm[31]

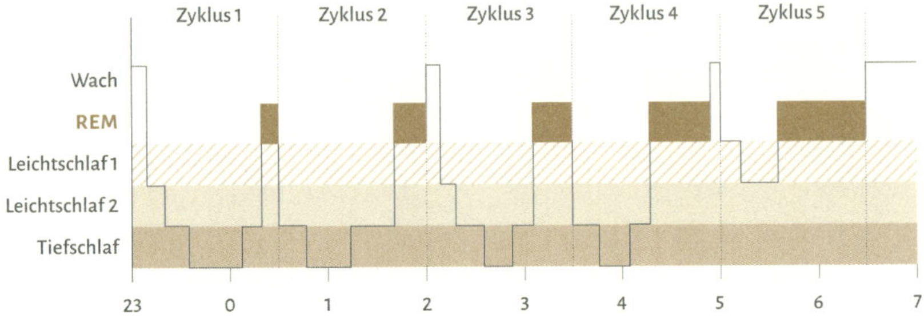

Die Leichtschlafphasen 1 & 2 – Schlafe ich wirklich?

Deine Atmung und Herzrate werden langsamer. Jetzt bist du noch am leichtesten aufzuwecken, oder du merkst noch gar nicht, dass du bereits geschlafen hast, wenn du aus diesem Zwischenstadium zurückgeholt wirst. In deiner Selbstwahrnehmung bist du vielleicht sogar noch hellwach. Erst wenn du in die Leichtschlafphase 2 gleitest, nimmst du deinen Schlaf als solchen wahr – dafür musst du aber geweckt werden.[32] Du müsstest auch lauter angesprochen werden, um wieder aufzuwachen. Die Leichtschlafphasen nehmen den größten Anteil deines Schlafs ein, je nach Mensch zwischen 45 bis 60 Prozent.[33] Das Schöne an diesen Phasen ist, dass sie sich positiv auf deine motorischen Fähigkeiten auswirken und sich hier die Muskeln erholen.

Der Tiefschlaf – ganz schön schlau

Bewusstsein, Blutdruck, Puls und Atmung arbeiten hier auf Sparflamme. Dafür ist an anderen Stellen Hochbetrieb angesagt! Der sogenannte *Brain Wash* putzt erst mal deine «verschmutzten» Gehirnwindungen sauber (was sich hinter dieser erst kürzlich erforschten Funktion verbirgt und warum sie einer der wichtigsten Effekte für deinen Schlaf ist, kannst du auf Seite 171 nachlesen). Zur Feier des Tages (bzw. der Nacht) wirst du dann auch gleich noch mit einer ordentlichen Ladung HGH versorgt. Das sogenannte *Human Growth Hormone* (HGH) wäre als Pille wohl ein Kassenschlager, denn es kann unglaublich viel auf einmal: Schmerzen lindern, Fett verbrennen, Alterungsprozesse verlangsamen, das Wachstum von Haaren, Muskeln und deinen Gehirnzellen fördern – und für dein Lustempfinden ist das HGH ebenfalls eine Wohltat. Da wahre Schönheit aber mehr ist als nur dein anbetungswürdiger Körper, wird dein Geist im Tiefschlaf gleich auch noch mit aufgehübscht. Der Tiefschlaf hält eine Speicherfunktion für uns bereit, die es ermöglicht, Gelerntes vom Kurzzeitgedächtnis ins Langzeitgedächtnis zu übertragen. Je mehr Tiefschlaf du während der Nacht bekommst, desto stärker ist auch dein Erinnerungsvermögen am nächsten Tag.[34] Gleichzeitig aktiviert der Tiefschlaf auch eine Art Reset-Taste, sodass unwichtige Informationen direkt wieder in der Versenkung verschwinden. Wie du in der Grafik auf Seite 58 siehst, benötigt ein gesunder Erwachsener durchschnittlich 1,5 Stunden Tiefschlaf, um von allen Vorteilen dieser Phase zu profitieren.[35]

Der REM-Schlaf – Dreams are my reality

Während im Tiefschlaf vereinfacht gesagt die körperliche Erholung stattfindet, sorgt der REM-Schlaf primär dafür, dass du dich emotional regenerierst. Diese Phase ist auch deshalb besonders, weil du keine Angst- oder Panikzustände erleben kannst, da der Neurotransmitter Epinephrin geblockt ist. Wenn du träumst, und das tust du in dieser Phase recht viel, kannst du hier also heroisch den Kampf mit der Riesenkakerlake auf dich nehmen (wenn du jedoch Albträume erlebst, geht die Forschung aktuell davon aus, dass diese in einer anderen Schlafphase stattfinden[36]). Da viele deiner Muskeln wie paralysiert sind, wirst du im Eifer deiner träumerischen Gefechte auch nicht aus dem Bett fallen. Somit kannst du alles Weitere, was dich im Wachzustand emotional beschäftigt, hier ganz sicher verarbeiten, oder gleich kreative Lösungen für deine Probleme finden – ein bisschen wie eine kleine Gratis-Therapie. Es ist also wirklich was dran, wenn es heißt: «Morgen sieht die Welt schon wieder anders aus.» Bevor du beim nächsten Mal also die wütende Nachricht abschickst oder eine wichtige Lebensentscheidung fällst – schlaf lieber erst einmal eine Nacht drüber – und vielleicht kannst du die Lösung ja herbeiträumen.

Wenn der Schlaf nicht eine Reihe bemerkenswerter Vorteile böte, dann wäre er der größte Fehler, den die Evolution je gemacht hat.

Matthew Walker, Schlafforscher

Abwechslungsreiche Schlafphasen für eine gute Erholung

Zwar würde es logisch erscheinen, dass du deine Schlafphasen nacheinander «abarbeitest» und dann wieder aufwachst. Aber so läuft das nicht. Stattdessen wiederholen sich die Schlafphasen im Laufe der Nacht mehrmals in verschiedenen Reihenfolgen (und zwischendurch wirst du – oft unbemerkt – auch wieder kurz wach). Die einzelnen Phasen tauchen also zyklisch auf, weshalb dein Schlaf in der Forschung auch in sogenannte *Schlafzyklen* unterteilt wird. In der Grafik, den sogenannten «REM-Schlafphasen im Hypnogramm», auf Seite 52 kannst du diese Zyklen gut erkennen. Es heißt oft, jeder Schlafzyklus dauert exakt 90 Minuten, sodass wir pro Nacht durchschnittlich vier bis fünf Schlafzyklen durchlaufen. Inzwischen wurde jedoch festgestellt, dass diese Zyklen individuell zwischen 70 und 120 Minuten variieren können.[37] Einig ist man sich aber darin, dass in der ersten Hälfte der Nacht die Leichtschlaf- und die Tiefschlafphasen dominieren (zusammen werden sie auch die Non-REM-Phasen genannt). In der zweiten Hälfte der Nacht verschiebt sich das Verhältnis, und der REM-Schlaf nimmt die meiste Zeit ein.[38] Oder einfach formuliert: Zuerst erholst du dich nachts körperlich – dann emotional.

Routinen zahlen sich aus

Man munkelt ja, es gibt Leute, die nicht jeden Tag minutiös zur selben Zeit schlafen gehen und wach werden. Was passiert also im Hinblick auf unsere Schlafphasen mit uns, wenn wir von unseren gewohnten Zeiten allzu sehr abweichen? An dieser Front ziehen leider etwas düstere Wolken auf, deswegen müssen wir jetzt kurz tief durchatmen: Stehst du bereits 1,5 Stunden früher auf als gewohnt, verlierst du nicht nur 20 Prozent deiner Nacht, sondern mindestens 60 Prozent deines REM-Schlafs.[39] Bei 25 Prozent Schlafzeitverlust können es sogar bis zu 90 Prozent werden![40] Dann bringt selbst «eine Nacht drüber schlafen» tatsächlich nicht mehr so viel. Wenn du hingegen länger als üblich wach bleibst, aber zu deiner gewohnten Zeit aufstehst, ist leider auch nicht mehr gewonnen. Durch das Wachbleiben verpasst du die Zeit, in der normalerweise deine erste Tiefschlafphase wäre und das allermeiste HGS ausgeschüttet wird. Das kann tatsächlich nicht nachgeholt werden, weil diese Hormonausschüttung des Tiefschlafs eine sehr genaue Zeitschaltuhr hat. Da Mutter Natur mehrere Millionen Jahre Zeit hatte, unseren Schlaf zu perfektionieren, und sich strikt dagegen entschieden hat, diese hochkomplexe Systematik zu ändern – oder gar zu streichen –, sollten wir also lieber auf wilde (Schlaf-)Experimente verzichten. Stattdessen sollten wir ihrer Weisheit vertrauen, indem wir so oft wie möglich zur selben Zeit zu Bett gehen (und aufstehen). Auf Seite 77 wird dieser Praxistipp übrigens weiter vertieft. Für die Nächte, in denen es nicht anders geht und du Abstriche beim Schlaf machen musst, empfehlen Schlafexperten, lieber auf die 2. Hälfte der Nacht zu verzichten. Auch Probanden in Schlaflaboren fühlten sich subjektiv ausgeschlafener, je mehr Tiefschlafphasen sie mitgenommen haben – und damit auch mehr HGS-Ausschüttung und Brain Washes.

Wie viel Schlaf

... brauchst du?

Auf den vorigen Seiten hast du viel über die wundervollen Vorteile von Schlaf gelesen, aber wie viel Schlaf brauchst du eigentlich, um all diese Vorteile zu genießen? Napoleon sagte: «Vier Stunden schläft der Mann, fünf die Frau, und sechs der Idiot.» Glaubt man seinen Worten, dann zähle ich mit meinen sieben bis acht Stunden definitiv zu den Vollidioten. Da ist es nur logisch, dass Leonardo da Vinci oder Nikola Tesla, zwei der größten Genies aller Zeiten, angeblich nur zwei Stunden pro Nacht schliefen. Aber wie kann es dann sein, dass Albert Einstein zehn bis zwölf Stunden pro Nacht geschlafen hat? Queen Elizabeth schlief neun Stunden, Margaret Thatcher, die erste weibliche Premierministerin des Vereinigten Königreichs, hingegen nur vier Stunden. Und auch unter den Lebenden zeigt sich eine große Varianz. Sportler wie Lebron James oder Usain Bolt schlafen zwölf Stunden pro Nacht; Oprah Winfrey, Serena Williams und Jennifer Lopez sieben bis acht Stunden, Rihanna oder Bollywood-Star Shah Rukh Khan wiederum nur vier Stunden. Zwar helfen dir diese Beispiele bekannter Persönlichkeiten kaum, um die optimale Schlafdauer für dich persönlich abzuleiten, jedoch zeigen sie sehr plastisch, dass die Schlafdauer eine höchst persönliche Angelegenheit ist.

Sowohl Schlaf als auch Schlaflosigkeit sind schlecht, wenn sie übermäßig sind.

Hippokrates

Der gängigen Meinung nach sind sieben bis acht Stunden optimal.[41] Diese Spanne ist sicherlich ein guter Richtwert für Erwachsene, denn um sich ausgeschlafen zu fühlen, brauchen sie durchschnittlich etwa acht Stunden. Das entscheidende Wort ist hierbei jedoch «durchschnittlich». Es ist ähnlich wie bei der Schuhgröße. Wenn die Bevölkerung im Durchschnitt Größe 41 trägt, passt sie zwar sehr vielen Menschen, einem viel größeren Teil der Menschheit aber eben nicht. Und genau wie dir die durchschnittliche Schuhgröße im Schuhgeschäft nicht weiterhilft, verrät die durchschnittliche Schlafdauer dir nicht, wie lange du brauchst, um wirklich ausgeruht aufzuwachen. Beides hängt von deinen Genen ab und ändert sich auch mit dem Alter. In der Grafik unten siehst du sehr plastisch, wie sich der durchschnittliche Schlafbedarf im Laufe der Jahre wandelt und mit dem Alter abnimmt.

Schlafdauer im Alter

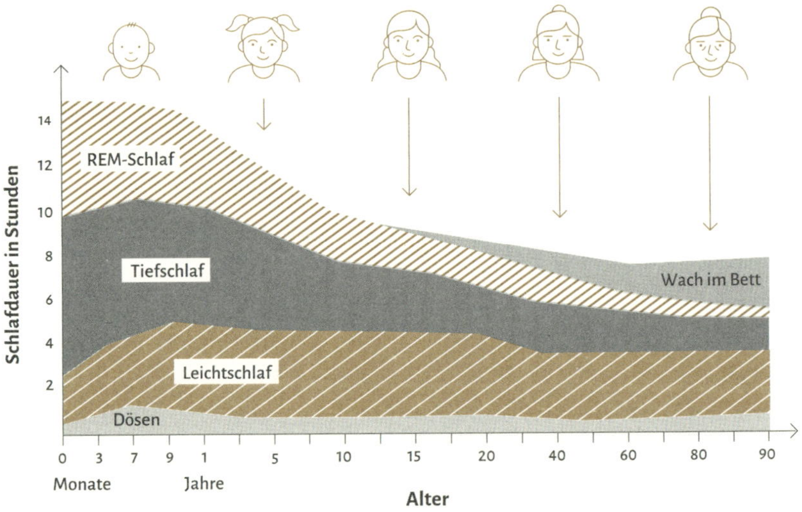

PRAXISTIPPS

1. Dein Körper sagt dir, wie viel Schlaf er braucht

Aber wie findest du jetzt deine individuelle optimale Schlafdauer? Als Antwort auf diese Frage kannst du einen Praxistipp ausprobieren, der oft genauso simpel wie hilfreich ist: Wenn du dich morgens fit und ausgeschlafen fühlst und optimalerweise ohne Wecker aufwachst, dann hast du genug geschlafen. Klingt simpel, fast schon banal, aber das ist ja das Gute daran. Dazu können die meisten Menschen eine Antwort geben. Wir wissen also intuitiv bereits sehr gut, wie lange wir in den Armen des Schlafgottes Morpheus liegen müssen, um uns gut ausgeschlafen und rundum wohl zu fühlen. Eine andere praktische Faustregel, die aus Studien der Techniker Krankenkasse hervorging, ist: Wenn du mehrere Stunden im Sitzen konzentriert arbeiten kannst, ohne schläfrig zu werden, hast du dein persönliches Schlafpensum gefunden.[42]

2. So testest du deine optimale Schlafdauer

Wenn du dich nicht einfach nur auf dein Gefühl verlassen möchtest, gibt es einen Selbsttest, den der Schlafexperte Prof. Dr. Matthew Walker empfiehlt.[43] Für diese Methode musst du weder ins Schlaflabor gehen noch ein Fitnessarmband tragen. Alles, was du brauchst, sind zwei Wochen Urlaub ohne Termindruck und ohne Wecker. In dieser Zeit versuchst du einfach nur, auf deine innere Uhr zu hören. Du gehst also schlafen, wenn du müde wirst, und stehst morgens komplett ohne Wecker auf, wenn du dich ausgeschlafen fühlst. Lange Partynächte sind für diesen Selbsttest nicht förderlich, und damit die Ergebnisse möglichst genau sind, gilt es, in diesen zwei Wochen auch auf Koffein und Nickerchen zu verzichten. Die erste Woche dient dabei noch nicht als Maßstab, da dein Körper erstmal Zeit braucht, um sich ganz auf seine Bedürfnisse und somit seinen natürlichen Rhythmus einzustellen. In der zweiten Woche sollte dein Rhythmus jedoch sehr nah an deinem persönlichen Optimum liegen. Die Zeiten kannst du dir zum Beispiel unter den Schlafnotizen in deiner Tagesroutine notieren. So findest du deine optimale Schlafdauer und auch deine optimalen Einschlaf- und Aufwachzeiten heraus. Selbst wenn dieser Selbstversuch für viele nicht ganz leicht umsetzbar sein wird, zum Beispiel weil deine Kinder dich sehr früh aufwecken, lohnt es sich doch, das einmal im Leben auszuprobieren. Um die Hürde etwas niedriger anzusetzen, kannst du das Ganze auch in zehn statt 14 Tagen ausprobieren. Dann nutzt du einfach die ersten fünf Tage, bis sich dein natürlicher Schlaf etwas einpegeln kann.

3. Auch zu viel des Guten führt dich auf falsche Routen

«Zu viel Schlaf gibt's nicht», hat meine Mutter immer gesagt, und das habe ich auch lange geglaubt. Und obwohl die Konsequenzen von Schlafmangel gravierender sind als die von zu viel Schlaf, zeigen mittlerweile zahlreiche Studien, dass auch zu viel des Guten messbare negative Folgen hat. Kanadische Forschende haben zum Beispiel herausgefunden, dass eine «Überdosis» Schlaf zu einer deutlichen Gewichtszunahme führt, sogar dann, wenn die Langschläfer zwischendurch ausreichend Sport treiben und sich gesund ernähren.[44] Eine andere Studie mit etwa 1,4 Millionen Menschen konnte sogar zeigen, dass Langschläfer ein genauso hohes Risiko haben, früher zu sterben, wie Kurzschläfer.[45] Der Mittelwert liegt zwischen sechs und neun Stunden: Je länger du schläfst, desto mehr wächst dein Risiko, eher das Zeitliche zu segnen. Dasselbe gilt, wenn du dauerhaft weniger als sechs Stunden schläfst. Menschen, die weniger als sechs Stunden oder mehr als neun Stunden schlafen, haben also eine deutlich geringere Lebenserwartung als alle dazwischen.[46] Du darfst also gern aufhören, Leute zu beneiden, die regelmäßig länger schlafen als du oder mit weniger auskommen. Denn statistisch gesehen lebt am längsten, wer mit seinem Schlafbedarf nahe am Durchschnitt liegt. Endlich ist es mal schön, Durchschnitt zu sein.

4. Schläfst du öfter wenig oder viel, ist ein Check-up ein sinnvolles Ziel

Schläfst du also weniger als sechs oder mehr als neun Stunden oder kennst jemanden, auf den das zutrifft, sind zwei Fragen hilfreich. Erstens: Hast du oder die Person schon immer so geschlafen, oder gab es in letzter Zeit eine Umstellung, zum Beispiel durch einen neuen Job? Zweitens: Kommst du oder diese Person nur mit größeren Mengen Koffein durch den Tag? Die Antworten darauf sind aus folgendem Grund so spannend: Es kann sein, dass dein Körper sich einfach nur an dein aktuelles Schlaf-

Man verschlafe ruhig die Hälfte des Lebens, man wird die andere Hälfte doppelt genießen. […] Das Glück ist geradezu eine Frage des Ausgeschlafenseins!

Carl Ludwig Schleich

pensum gewöhnt hat. Vielleicht wäre eine ganz andere Schlafdauer jedoch gesünder für dich. Ein Experiment mit 48 Studierenden, die sonst acht Stunden pro Nacht schliefen, zeigt diesen vermeintlichen Gewöhnungseffekt sehr gut.[47] Während des Versuchs durfte ein Teil der Testpersonen nur noch vier statt acht Stunden schlafen. An den ersten Tagen fühlten die Kurzschläfer sich zwar müder als sonst, aber schon nach drei Tagen hatten sie das Gefühl, alles sei wieder normal. Eine fatale Fehlannahme: Denn bei Tests schnitten sie schlechter ab, ohne es zu merken. Wenn wir zu wenig schlafen, fällt uns also oft einfach nicht mehr auf, wie sehr es uns körperlich und mental beeinträchtigt. Hat sich dein Schlaf also gerade verändert, oder brauchst du vierfache Espressi, um durch den Tag zu kommen, kann eine exaktere Messmethode deines Schlafs (wie ein Fitness-Armband oder ein Schlafring) oder ein Termin bei einem Arzt ein guter Rat sein. Im Zweifelsfall gehst du sicher, dass du nicht unbemerkt deine Gesundheit riskierst. Und im Optimalfall erfährst du, dass deine Schlafdauer vollkommen okay ist.

Die Schlaftypen

... wenn manche Uhrzeiten einfach nicht dein Typ sind.

Ganz, ganz früher, als wir Menschen noch ungeschützt am Lagerfeuer schliefen, stellte sich recht schnell heraus: Bei einer bunten Mischung von Nachteulen und Frühaufstehern hatte so gut wie immer einer während der Nachtwache die Augen offen. Schlechte Karten also für potenzielle Angreifer. Die suchten sich verständlicherweise lieber Gruppen, in denen alle zur selben Zeit tief und fest schliefen ... Und so kommt es, dass sich verschiedene Schlaftypen als evolutionärer Vorteil durchgesetzt haben, die Menschheit nicht um 23 Uhr kollektiv müde wird und so viele arme Nachteulen morgens müde ins Büro flattern müssen. Zumindest ist das eine Theorie, warum verschiedene Schlaftypen entstanden sind.[48] Sicher ist aber, dass dein Schlaftyp – auch Chronotyp genannt – genetisch verankert ist und bestimmt, wann am Tag du natürlicherweise am leistungsfähigsten bist. Er gibt dir vor, wann du wach und wann du müde wirst, oder anders gesagt, wann dein 24-Stunden-Rhythmus optimalerweise beginnt und endet. Falls du mal eine längere Phase hattest, in der du deine Tage ganz frei und ohne Wecker gestalten konntest, dürftest du deinen natürlichen Rhythmus bereits kennengelernt haben.

Welcher Vogel weckt dich auf?

Frühtypen, auch Lerchen genannt, sind morgens produktiver und wacher als abends und haben somit auch weniger Probleme, gegen 7 Uhr morgens das Bett zu verlassen. Bei den Spättypen, den Eulen, ist es genau umgekehrt. Sie werden später am Tag munter und können teilweise bis spät abends noch produktiv sein. Ihre Zubettgehzeiten liegen gerne mal weit hinter der Geisterstunde – der wahr gewordene Albtraum einer Lerche. Dazwischen befinden sich die Normaltypen bzw. Mischtypen, die naturgemäß zwischen 8 und 9 Uhr aufwachen und irgendwann zwischen 24 Uhr und 1 Uhr nachts schlafen gehen. Sie machen einen Anteil um die 25 Prozent in der Gesellschaft aus. Bei den Frühtypen sind es um die 45 Prozent, bei den Eulen etwa um die 30.[49] Und wo wir gerade bei trockenen Zahlen sind, gibt es jetzt noch einen unvergesslichen Fun-Fact: Die hierzulande übliche Aufstehzeit zwischen 6 und 7 Uhr entspricht aus Chronotypen-Sicht nur 15 Prozent der Deutschen, also einer Unterkategorie der Lerchen, dem extremen Frühtyp. Für den Rest ist das eigentlich unnatürlich, selbst für den Großteil der Lerchen. Wenn du zu diesen Zeiten also schlecht aus dem Bett kommst, kannst du dich zumindest damit trösten, dass du in bester Gesellschaft bist (das Kapitel zum Thema Koffein findest du übrigens auf Seite 202).

Auch wenn unser Schlaftyp von der Natur vorgegeben ist, variiert unser Schlafverhalten im Laufe unseres Lebens innerhalb dieses genetischen Rahmens: Kinder und Babys sind, wie Eltern sicherlich wissen, ziemliche Frühtypen. In der Pubertät hingegen werden die Heranwachsenden eher zu kleinen Eulen und gemessen an ihren individuellen Verhältnissen später müde. Im Alter hingegen werden wir tendenziell wieder früher wach.

Der frühe Vogel bekommt den Wurm.
Aber Kekse schmecken besser als Würmer.
Also schlafe ich aus.

Das Krümelmonster, Gourmet

PRAXISTIPP

Flatter zu deinem Power-Hoch

Natürlich können wir nicht viel daran ändern, ob wir jetzt als Eule, Lerche oder Mischtyp geschlüpft sind, aber du kannst zumindest die wichtigsten Tages- und Arbeitsaufgaben in die Zeitfenster schieben, in denen du fitter und wacher bist. Wenn Morgen und Morgengrauen für dich grundsätzlich dasselbe sind, beobachte eine Zeit lang (mindestens eine Woche), zu welcher späteren Uhrzeit du stattdessen mehr Power und Konzentration hast. Hier im Journal kannst du diese Beobachtungen prima auf den Notizseiten in deiner wöchentlichen Routine oder auch am Ende des Buches festhalten, damit du ein tagesformunabhängiges Bild von deinem perfekten Power-Hoch zeichnest. Anschließend kannst du es zu deiner Gewohnheit machen, dir jeden Tag ein Zeitfenster für dein individuelles Produktivhoch frei zu halten – oder dieses Fenster zu schaffen. Das funktioniert natürlich dann am besten, wenn du Freiberufler oder deine eigene Chefin bist, aber mit manchen Vorgesetzten kann man ja auch gut verhandeln. Gleiches gilt für Lerchen und Mischtypen, denn wer sein individuelles Tageshoch kennt und es (aus-)lebt, ist klar im Vorteil. Und selbst wenn du zu der großen Mehrheit gehörst, die nicht im Einklang mit ihrem natürlichen Chronotypen aufstehen und arbeiten können: Mit einem wirklich regelmäßigen Schlaf-Wach-Rhythmus gibt es ein wunderbares Gegenmittel gegen das morgendliche Tief, das du selbst in der Hand hast. Und es gibt noch eins, vor allem für Eulen, denn für dich ist ein heller Start in den Tag ganz besonders smart (siehe dazu auch Seite 115).

Schlafen auf Vorrat

... geht das?

Nahrungsknappheit ist ein Phänomen, das nahezu alle Lebewesen auf unserem Planenten im Laufe ihrer Evolution schon mal erlebt haben. Und weil Nahrungsengpässe ein so übliches Problem sind, hat Mutter Natur im Laufe der Jahrtausende und Jahrmillionen eine Notlösung für die Zeiten entwickelt, in denen es nicht genug Essen gibt. Diese Notlösung ist das Speichern von Energiereserven in Form von Fett. Ohne diesen genialen Trick wäre der Mensch längst ausgestorben. In den Schlemmer-Zeiten lagert unser Körper Energie in den Fettzellen ein, wobei in einem Kilogramm Fett ganze 9000 Kalorien abgespeichert werden.[50] Während einer Hungersnot kann unser Körper diese Energie verbrauchen und noch dazu auf Sparflamme umschalten, weshalb ein gesunder Erwachsener bis zu 60 Tage überleben kann, ohne etwas zu essen.

Wer zu spät zu Bett geht und früh herausmuss, weiß, woher das Wort Morgengrauen kommt.

Robert Lembke

Beim Schlafmangel sieht das anders aus. Hier wurde Mutter Natur einfach nicht oft genug mit der Herausforderung konfrontiert, um eine Notlösung – quasi ein Schlafspeicher als Pendant zur Fettzelle – gegen chronischen Schlafmangel entstehen zu lassen. Ein chronischer Schlafmangel war offenbar nichts, was in der Menschheitsgeschichte regelmäßig auftrat. Dass wir von elektronischen Medien, elektrischem Licht, Arbeit und Unterhaltung rund um die Uhr wach gehalten werden, ist erst seit etwas mehr als hundert Jahren, teilweise sogar erst seit ein paar Jahrzehnten der Fall. Und deshalb gibt es bisher keinen natürlichen Notfallplan des Körpers, um Schlafmangel langfristig zu kompensieren. Während wir also 60 Tage ohne Essen auskommen können[51], liegt der Weltrekord für Schlafentzug bei 18 Tagen.[52] Wegen der enormen Gesundheitsrisiken verzichtet das Guinnessbuch der Rekorde inzwischen darauf, Schlafentzugs-

Rekorde aufzunehmen. Wir können also festhalten, dass unser Körper nicht besonders gut auf Schlaf verzichten kann. Da aber die wenigsten von uns tagelange Wachheit erleben, stellt sich eher die Frage, inwiefern unser Körper in der Lage ist, kleinere Schlafdefizite auszugleichen.

Kann man vorschlafen oder Schlaf nachholen? – Jein!

«Unter der Woche brauche ich nicht mehr als fünf Stunden Schlaf pro Nacht. Dafür schlafe ich am Wochenende einfach doppelt so lang.» So oder so ähnlich denken viele Menschen und versuchen deshalb, den fehlenden Schlaf der Werktage an den freien Tagen nachzuholen. Ist es also möglich, vorzuschlafen, sodass wir an Werktagen mit weniger auskommen? Obwohl die Deutschen am Wochenende im Durchschnitt ein bis zwei Stunden länger schlafen[53], berichten Millionen Menschen, dass sie sich am Montagmorgen unausgeschlafener fühlen als sonst. Das spricht dafür, dass wir nicht auf Vorrat schlafen können, und bestätigt die Tatsache, dass unser Körper bis jetzt noch keinen Mechanismus entwickelt hat, langfristig Schlaf genauso abzuspeichern wie Fettreserven. Die verpassten Stunden vom Nachtschlaf lassen sich also nicht kompensieren, allerdings kann man am Vortag oder am Tag danach einen kleinen Puffer aufbauen: Er nennt sich Mittagsschläfchen oder Powernap. Wenn du dir vor einer Nachtschicht oder einer Party ein kurzes Nickerchen gönnst, zählt der gewonnene Schlaf zu deiner Tagesbilanz dazu, und du wirst in der Nacht wahrscheinlich etwas länger durchhalten. Mehr über Powernaps erfährst du auf Seite 202.

**Entgangenen Schlaf kann man nicht nachholen.
Entgangenes Leben auch nicht.**

Ernst Reinhardt

Aber was ist mit der anderen Seite der Medaille? Kann man Schlaf wenigstens nachholen, wenn wir ihn schon kaum vorab bunkern können? All die Leute, die am Wochenende im Durchschnitt zwei Stunden mehr schlafen als sonst, würden es doch nicht tun, wenn es nicht funktionieren würde, richtig? Das ist allerdings etwas zu kurz gedacht, denn ja, man kann die angehäufte und gefühlte Müdigkeit nach ein paar Tagen Schlafmangel mit mehr Schlaf loswerden. Aber nein, die direkten Folgen des Schlafmangels lassen sich nicht rückgängig machen. Studien, aber auch der Schlafexperte Dr. Hans-Günter Weeß bestätigen: All die unmittelbaren körperlichen und physischen Folgen wie zum Beispiel die Schwächung des Immunsystems, vermehrte Stimmungsschwankungen, Gereiztheit oder fehlendes Leistungsvermögen können wir nicht wieder aufheben.[54] Tatsächlich haben wir keine einzige belastbare wissenschaftliche Studie oder Beobachtung gefunden, die wirklich zeigen konnte, dass wir verlorenen Schlaf aufholen können. Wenn es uns an Schlaf mangelt, dann leidet unser Körper in dieser Zeit einfach darunter. Verlorene Stunden bei dauerhaftem Schlafmangel sind also für immer verloren. Was du aber tun kannst, ist in Zukunft deinen Schlaf mehr wertzuschätzen – und dieses Buch ist der vielleicht wichtigste Schritt in diese Richtung.

Die zwei Antriebskräfte

... deines Schlafes.

Erinnerst du dich auch an diese Momente aus der Kindheit, in denen du abends auf der Fahrt nach Hause hundemüde im Autositz einschläfst und wie von Zauberhand morgens kuschelig warm in deinem Bett aufwachst, voller Energie und Tatendrang? Schon seltsam, wie wir in diesen komaartigen Zustand verfallen, teils wilde Dinge träumen und dann morgens plötzlich frei von dieser Müdigkeit sind. Klingt ein bisschen wie Magie, oder? Tatsächlich stecken dahinter zwei ganz reale treibende Kräfte in unserem Körper. Es sind zwei innere Uhren, die ganz unabhängig voneinander in uns ticken und doch erst in Harmonie ein zuverlässiges Ein- und Durchschlafen ermöglichen: auf der einen Seite der circadiane Rhythmus und auf der anderen Seite der Schlafdruck.

Antriebskraft 1: Der circadiane Rhythmus – die Meisteruhr deines Körpers

Jeder Mensch verfügt über einen individuellen Schlaf-Wach-Rhythmus, den sogenannten circadianen Rhythmus. Lange Zeit ging die Wissenschaft davon aus, dass dieser 24-Stunden-Rhythmus vor allem sozial und kulturell geprägt ist. Heute wissen wir, dass nicht verschiedene Kulturen, sondern die Entstehung unseres Sonnensystems der Ursprung unseres Tag-Nacht-Rhythmus ist. Unsere innere biologische Uhr hat vor zwei Millionen Jahren genauso getickt, wie sie jetzt für dich tickt, während du diese Worte hier liest. Das gilt nicht nur für uns Menschen. Auch Tiere, Pflanzen und sogar Bakterien richten sich nach den 24 Stunden, in denen sich die Erde einmal um sich selbst dreht.[55] Da sich das Wort «circa» im circadianen Rhythmus versteckt, könnte man vermuten, dass dieser Rhythmus nur so Pi mal Daumen gilt. Tatsächlich ist unsere biologische Uhr aber alles andere als ein grobes Larifari-Konzept. Sie unterscheidet sich kaum von der Uhr auf deinem Smartphone oder an deinem Handgelenk. Denn genau wie du dir einen Wecker stellst, um an etwas erinnert zu werden, sind täglich etliche Wecker in deinem Körper gestellt, um zur richtigen Zeit die richtigen Hormone auszuschütten oder zu unterdrücken. Wie du in der Grafik unten siehst, werden auf diese Weise Hunger und Durst, deine Leistungsfähigkeit, deine Wachheit und sogar deine Stimmung reguliert. Deine biologische Meisteruhr tickt zu jeder Sekunde des Tages und nimmt Einfluss auf nahezu jede Region deines Körpers, von den Nervenbahnen des Gehirns bis zu den einzelnen Körperzellen. So ziemlich jede Zelle in dir ist darauf ausgelegt, zu ganz bestimmten Zeiten des Tages ganz bestimmte Prozesse in Gang zu setzen.[56] Und je mehr du im Einklang mit diesen Zeiten lebst, desto gesünder, glücklicher und länger ist dein Leben.

Schlaf ist die Schatzkammer unserer Zellen!

Wir alle durchlaufen diesen unnachgiebigen 24-Stunden-Rhythmus. Ganz egal, welcher Chronotyp du bist – ob Frühaufsteher, Nachteule oder etwas dazwischen. Dein Chronotyp bestimmt lediglich, wo der Höhepunkt und der Tiefpunkt deiner Wachheit und Schläfrigkeit liegen. Er gibt also vor, wann dein 24-Stunden-Rhythmus optimalerweise beginnt und endet. Si-

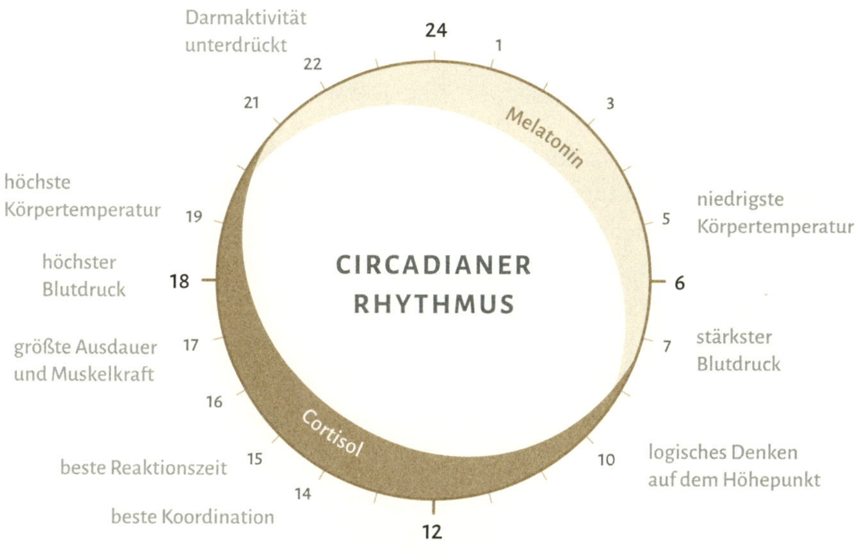

cherlich kannst du deine persönliche biologische Uhr ein wenig in die eine oder andere Richtung stupsen, indem du zum Beispiel für einige Wochen viel später als sonst ins Bett gehst, um ein wichtiges Projekt abzuschließen. Aber wenn du deine innere Uhr zu lange mit schlechten Schlafgewohnheiten herausforderst, stößt du langfristig auf große mentale und körperliche Probleme. Das ist ähnlich wie mit deiner Schuhgröße: Es ist kein Problem, wenn du ein paar Tage lang mit einem viel zu großen oder viel zu kleinen Schuh herumläufst. Aber mit der Zeit können daraus dauerhafte Gelenkschmerzen sowie irreparable Fehlstellungen entstehen. Dasselbe gilt für deinen Schlaf. Im Verlauf der letzten Jahrhunderte wurden unsere Schlafroutinen vermehrt in Richtungen geschoben, die nicht unserer biologischen Uhr entsprechen. Studien haben zum Beispiel gezeigt, dass für viele Schulkinder der Unterricht viel zu früh beginnt, um optimale Leistungen zu bringen.[57] Und auch der Rest von uns geht häufig unter Leute, treibt Sport, isst, arbeitet und schläft zu Zeiten, die uns nicht guttun. Das erzeugt und verschlimmert nicht nur mentale Probleme wie Erschöpfung oder Depressionen[58], sondern erhöht auch das Risiko für Herz-Kreislauf-Erkrankungen[59], Fettleibigkeit[60], Demenz[61] und Krebs[62]. Deshalb versuchst du mit diesem Journal, einen passenden «Schlaf-Schuh» zu finden, mit dem du leichtfüßig durch das Reich der Träume tänzelst.

Antriebskraft 2: Der Schlafdruck – die Sanduhr deiner Müdigkeit

Seitdem du heute Morgen aufgewacht bist, produziert dein Gehirn Adenosin, ein Müdigkeit auslösendes Molekül. Je mehr Adenosin sich allmählich über den Tag in deinem Gehirn anhäuft, desto müder wirst du, und dein Schlafdruck, auch Schlafdrang genannt, steigt. Du kannst dir diesen Vorgang wie bei einer Sanduhr vorstellen. Direkt nach dem Aufwachen dreht sich die Uhr um, und der Sandstrahl – in diesem Fall dein Adenosin – beginnt zu rieseln. Mit jedem fallenden Adenosin-Sandkorn nimmt deine Müdigkeit peu à peu zu, bis die Sanduhr durchgelaufen ist. Zu diesem Zeitpunkt ist dein Schlafdruck am stärksten. Genau dann gewinnen die winzigen Adenosin-Sandmännchen in deinem Körper die Oberhand. Du kannst dich nicht mehr auf den Beinen halten, und dich überkommt der starke

Schlaf ist das Drittel
unseres Lebens, das
dafür sorgt, dass wir
die anderen Zweidrittel
nicht verschlafen.

Unbekannt

Drang, der Welt Adieu zu sagen – zumindest für eine Nacht. Durchschnittlich passiert das etwa nach 16 Stunden des Wachseins. Im Schlaf wird der Adenosinspiegel deines Gehirns langsam wieder abgebaut. Die Sanduhr dreht sich quasi wieder um, sodass dein Gehirn morgens frei von deinem körpereigenen Müdemacher ist. Der Effekt von Adenosin kann übrigens mit einem anderen Wirkstoff manipuliert werden, um wach zu bleiben. Wir alle kennen ihn, und viele von uns lieben ihn: Koffein – dazu später mehr.

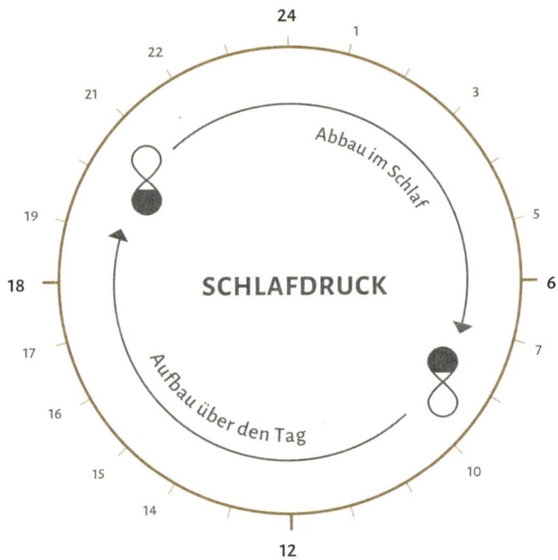

Routine ist die halbe Miete

Damit das mühelose Einschlafen gelingt, braucht es jedoch nicht nur den erhöhten Schlafdruck, sondern ein harmonisches Zusammenspiel mit dem circadianen Rhythmus. Denn ja, deine Meisteruhr und deine Sanduhr – oder mal ganz ohne Metapher: dein circadianer Rhythmus und dein Adenosin-Spiegel – laufen zwar völlig unabhängig voneinander und ticken in einem unterschiedlichen Takt. Wie du auf der Grafik rechts siehst, gibt es allerdings ein entscheidendes Zeitfenster, in dem sie aufeinandertreffen sollten, um dir ein optimales Ein- und Durchschlafen zu ermöglichen.

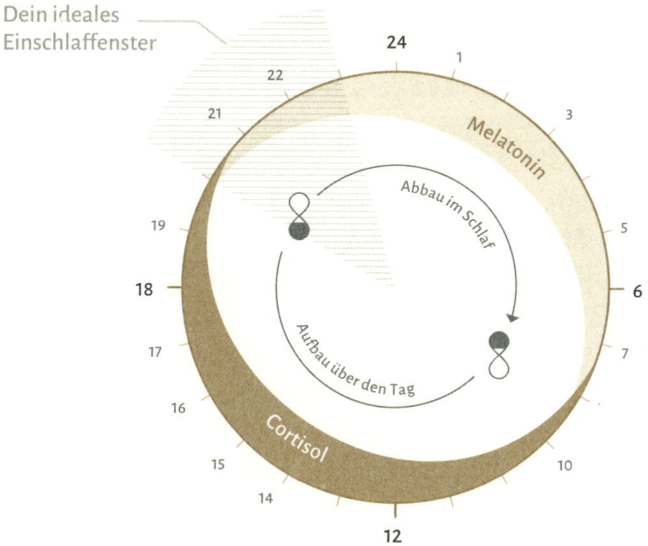

In diesem entscheidenden Zeitfenster sind optimalerweise beide Antriebskräfte, also sowohl dein Schlafdruck als auch dein circadianer Rhythmus, voll auf Einschlafen gestellt. Für deinen Schlafdruck startet dieses Zeitfenster, sobald deine letzten Adenosin-Sandkörner gerade durch die Sanduhr rieseln. Für deinen circadianen Rhythmus startet das Zeitfenster, sobald dein Körper abends beginnt, fleißig das müde machende Hormon Melatonin auszuschütten. Melatonin wird im Regelfall genau dann ausgeschüttet, wenn es dunkel wird, und unterdrückt, wenn es hell wird. Im Optimalfall rieseln deine letzten Adenosin-Sandkörner gerade dann durch die Sanduhr, wenn dein Körper abends fleißig mit der Melatoninausschüttung begonnen hat. Setzt dein Körper das Melatonin erst deutlich später frei, zum Beispiel weil du bis kurz vor dem Schlafen hellem Licht ausgesetzt warst, dann kann dir das Einschlafen schwerfallen, obwohl deine Sanduhr bereits abgelaufen ist – dein Schlafdruck also schon den Höhepunkt erreicht hat. Wenn du die in der Grafik auf Seite 69 genannten Einflussfaktoren richtig handhabst, werden deine Meisteruhr und deine Sanduhr jedoch das perfekte Schlaflied für dich ticken. Wie du das am besten machen kannst, erfährst und erlebst du im Rest dieses Journals.

Timing ist alles

... Routine ist deine beste Schlafmaxime.

Es ist gut, wenn du dein Blumenbeet gießt – aber nicht, wenn genau in dem Moment ein starker Regenschauer darauf niederprasselt. Es ist auch gut, wenn du deine Haut mit Sonnencreme schützt – aber nicht, wenn du dich mitten in der Nacht zum Mondbaden auf die Terrasse setzt. Das Richtige zu tun, ist immer ein guter Anfang – aber es muss auch zur richtigen Zeit geschehen, denn sonst erzielst du nicht den Effekt, den du dir wünschst. Für deinen Schlaf gilt dieses Prinzip ganz besonders. Du kannst alles richtig machen, aber nur durch das richtige Timing werden nicht nur deine Schlafdauer, sondern auch deine Schlafqualität in neue Höhen aufsteigen.

Wir machen die Nacht zum Tag

Die ideale Schlafenszeit wird für uns seit Jahrmillionen von der Sonne bestimmt. Der Großteil der Menschen wachte auf, wenn sie morgens aufging, und wurde langsam müde, wenn sie hinter dem Horizont versank. Doch seit der Erfindung der Glühbirne im Jahr 1879 haben wir uns mehr oder weniger abgewöhnt, unser Leben nach der Sonne zu richten. Nun können wir fast jeden Ort der Welt rund um die Uhr in ein hell leuchtendes Las Vegas verwandeln und uns dank Neonröhren und LEDs Tag und Nacht wach halten. Das hat dazu geführt, dass viele Bereiche unseres Lebens 24 Stunden am Tag durchlaufen. Während in der frühen Menschheitsgeschichte vielleicht ein paar Wachleute über Nacht darauf zu achten hatten, dass das Lagerfeuer nicht erlosch, sind in unserer heutigen Zeit Ordnungshüter wie Polizei, Feuerwehr oder medizinisches Personal 24 Stunden am Tag im Dienst. Ganze Industriezweige produzieren ihre Waren zu jeder Tages- und Nachtzeit weiter. Luft- und Schienenverkehr halten

«Haha, nix mit Schlafengehen», brüllte mein verkorkster Schlafrhythmus und fuhr laut hupend mit einem Bobbycar durch mein Gehirn.

Unbekannt

nicht einfach an, nur weil es draußen dunkel wird. Und auch die digitalen und medialen Unterhaltungsangebote machen nie Pause, während im echten Leben zumindest in den größeren Städten der Spaß in Clubs und Bars bis zum Morgengrauen weitergeht. Heute haben bereits drei von zehn Angestellten unregelmäßige Arbeitszeiten.[63]

Der beste Beweis, dass trotz all dieser Entwicklungen regelmäßiger Schlaf zur selben Zeit immer noch der gesündeste ist, lässt sich leider genau dort finden, wo es daran fehlt – bei den Millionen Menschen, die in Nachtschichten arbeiten. Statistiken zeigen eindeutig, dass Menschen, die häufig nachts wach sind, mehr Übergewicht, häufigere Herzinfarkte und generell einen früheren Tod riskieren.[64] Zudem erhöht sich für Frauen das Risiko, an Brustkrebs zu erkranken, um mehr als 200 Prozent, wenn sie über zehn Jahre hinweg regelmäßig Nachtschichten schieben.[65] Eine indische Studie legt sogar den Schluss nahe, dass Ärzte aufgrund dieser ungesunden Lebensweise im Durchschnitt früher sterben als ihre Patienten.[66] Auch Depressionen oder das Risiko, sich während der Arbeit zu verletzen, nehmen in den Stunden der Nacht messbar zu.[67] Dass Menschen, die ihren Rhythmus oft umstellen, außerdem häufiger an Schlafstörungen leiden, ist nicht verwunderlich. Wer regelmäßig nachts arbeitet, bezahlt einen hohen Preis dafür – und den kann auch ein Nachtzuschlag nicht kompensieren. Ich finde, das ist heldenhaft. Denn natürlich wurde auch ich schon mehr als einmal nachts im Krankenhaus behandelt, weshalb ich mich allen Menschen im Nachtdienst zu Dank verpflichtet fühle. Ohne sie würde unsere Welt nicht funktionieren, und der Rest von uns könnte weniger sorglos in unseren Betten schlummern. Im zweiten Praxistipp auf Seite 77 gibt es auch für Schichtarbeitende ein paar Tipps und Tricks, wie besserer Schlaf gelingen kann.

Gewohnheiten sind sicherer als Regeln; man muss nicht auf sie achten. Und man muss sie auch nicht einhalten. Sie halten dich.

Frank Hall Crane

Unser Körper liebt Routine

Der Mensch ist nun einmal von Natur aus ein Gewohnheitstier. Deshalb lebt er immer dann am gesündesten, wenn er den Schlaf bekommt, den er braucht, und alles in einem schönen regelmäßigen Takt abläuft. Eltern kennen das besonders gut, denn Kinder schlafen in der Regel besser ein, wenn sie einen klaren Rhythmus haben. Wenn man dann jedoch mal im Urlaub ist und der Zeitplan durcheinandergerät, wird das Einschlafen plötzlich zu einer echten Tortur. Zwei der wichtigsten inneren Taktgeber hast du bereits kennengelernt: Das ist zum einen der circadiane Rhythmus, der den hübsch regelmäßigen 24-Stunden-Zyklus sämtlicher Prozesse in unserem Körper steuert, wozu natürlich auch unser Schlaf-Wach-Rhythmus gehört. Und zum anderen gibt es den Schlafdruck, der sich im Laufe des Tages aufbaut und dafür sorgt, dass wir am Abend den Drang verspüren, uns ins Land der Träume zu verabschieden. Wenn wir regelmäßig zur selben Zeit aufstehen und ins Bett gehen, funktionieren nicht nur diese beiden Taktgeber am besten. Wir bekommen auch das richtige Pensum an wirklich erholsamem Schlaf, das wir brauchen, und tragen zu einer gesunden Schlafhygiene bei.

Experten sind sich nicht ganz einig darüber, wann die Zeit für den «besten» und gesündesten Schlaf ist.[68] Fest steht aber, sobald uns am Abend Dunkelheit umgibt, beginnt der Körper mit der Produktion des Schlafhormons Melatonin. Und das macht uns nicht nur müde, es gehört auch zu den wirksamsten körpereigenen Mitteln gegen Krebs- und Entzündungszellen. Gehst du also regelmäßig später ins Bett, als dein Körper es eigentlich bräuchte, oder verbringst noch zu viel Zeit in grellem Licht, kann dein Körper einfach weniger davon produzieren.[69] Vor allem im Tiefschlaf, und der findet überwiegend in der ersten Hälfte der Nacht statt, laufen jede Menge wertvolle Prozesse ab, die deinen Körper reparieren. Dort regulieren sich diverse Gehirnfunktionen, dein Immunsystem und das Risiko sinkt, an Herzproblemen oder Diabetes zu erkranken.[70] Mach es dir also am besten zur Gewohnheit, immer zur selben Zeit ins Bett zu gehen. Deine Gesundheit wird es dir danken! Und weil es im echten Leben nicht immer leicht ist, genau nach Zeitplan unseren Kopf auszuschalten und zu schlafen, hilft dir deine tägliche *6-Minuten-Routine* genau dabei.

1. Immer zur selben Zeit ins Bett, dann wird auch der Montag nett

Versuche, so oft es geht – auch am Wochenende – zu einer annähernd ähnlichen Zeit aufzustehen und schlafen zu gehen. Weil natürlich nicht jeder Tag gleich ist, musst du dabei nicht übermäßig streng zu dir selbst sein. Und natürlich brauchst du deine Leidenschaft für wilde Partynächte nicht komplett aus deinem Leben zu streichen, dafür sind manche durchgemachten Nächte einfach viel zu schön. Schlafforschende empfehlen aber für die überwiegende Mehrzahl der Tage, von deiner Schlafens- und Aufstehzeit nur maximal 30 bis 60 Minuten abzuweichen.[71] Viele Menschen nutzen jedoch die freien Tage, um gleich zwei oder drei Stunden länger zu schlummern. Was sehr verlockend klingt, bringt allerdings jedesmal deinen inneren Schlafrhythmus ziemlich durcheinander. Während du all die ungesunden Effekte von unregelmäßigem Schlaf nicht sofort bemerkst, gibt es einen Nachteil, der sich auf Anhieb zeigt: Wer am Sonntag länger in den Federn liegt, baut erst sehr viel später als sonst den nötigen Schlafdruck auf. Wenn du zum Beispiel regelmäßig um 8 Uhr aufstehst und um 22 Uhr müde wirst, bist du am Sonntag nach zwei Stunden mehr Schlaf nicht vor Mitternacht müde oder schläfst schlechter ein. In dieser Nacht wirst du sehr wahrscheinlich weniger vom gesunden Schlaf abbekommen. Und genau das ist der Grund, warum so viele Menschen auf Kriegsfuß mit dem Montag leben. Bleibst du jedoch in deinem Takt, wirst du auch den Montagmorgen lieben lernen.

2. Für die Helden der Nacht ist Hilfe angebracht

Gerade die Schlafgesundheit von Menschen, die häufig Nachtschichten schieben, liegt mir am Herzen. Wenn dein Leben dir einfach keinen regelmäßigen Schlafrhythmus erlaubt, dann empfehle ich dir sehr, möglichst viele der anderen Tipps in diesem Journal zu deinem Vorteil zu nutzen. Sie werden dir helfen, deinen Schlaf da zu verbessern, wo es für dich funktioniert. Halte deshalb so viel Routine und Regelmäßigkeit ein, wie es eben geht, damit du möglichst viel von der gesunden Schlafzeit in der ersten Nachthälfte abbekommst. Vielleicht ist es sogar denkbar, dass du nicht zu viele Jahre deines Lebens im Schichtdienst verbringst?

Und auch Arbeitgeber könnten mehr tun: Sie sollten darauf achten, zwischen kurzen Nachtschicht-Phasen von maximal zwei bis vier Tagen längere Perioden mit Tagschichten für ihre Mitarbeitenden einzuplanen.[72] Empfohlen sind außerdem mindestens so viele freie Tage wie gearbeitete Nächte direkt im Anschluss.[73]

Wenn du dich mal wieder bewirbst, könntest du deinen neuen Arbeitsplatz zum Beispiel danach auswählen, ob die Abstände möglichst groß sind. So bleibt dein Dienst für die Menschheit weiter gewaltig, aber dein Gesundheitsrisiko so klein wie möglich.

Es sind nicht die äußeren
Umstände, die das Leben
verändern, sondern
die inneren Umstände, die
sich im Leben äußern.

Wilma Thomalla

Die 6 größten Schlaf-Booster

... weil weniger mehr ist.

Das Motto «Weniger ist mehr!» ist der Kern des *6-Minuten-Prinzips*®. Anstatt bei Hunderten Schlaftipps den Überblick zu verlieren, fokussierst du dich mit diesem Journal auf die wissenschaftlich fundierten Gewohnheiten, die zweifelsfrei das Potenzial haben, deinen Schlaf messbar zu verbessern.

1. **Timing ist alles (S. 74):** Je regelmäßiger deine Einschlaf- und Aufwachzeiten, desto besser.
2. **Gute Stimmung, guter Schlaf: (S. 121):** Sorge aktiv für gute Gedanken, nimm dir Ruhepausen und räume vor allem vor dem Schlafen den Kopf frei.
3. **Es werde Licht – aber richtig (S. 113):** Gönn dir in der ersten Stunde des Tages möglichst viel natürliches Licht, in der letzten Stunde vorm Schlafen möglichst wenig künstliches Licht.
4. **Schlafe wie ein Eisbär (S. 149):** Je kühler dein Schlafzimmer, desto besser dein Schlaf (optimal sind 17 bis 19 Grad).
5. **Sorge für ausreichend Bewegung (ab S. 188):** Ausreichend Bewegung zur richtigen Zeit lässt dich besser ein- und durchschlafen.
6. **Du schläfst, wie du isst (S. 171):** Bleibe mindestens zwei Stunden vor dem Schlafen kalorienfrei und iss auch sonst das Richtige zur richtigen Zeit.

Natürlich helfen dir diese 6 Schlaf-Booster nicht, wenn du vorm Schlafen zwei doppelte Espresso-Shots trinkst oder deine Nachbarn die lauteste Party des Jahres schmeißen. Unter normalen Bedingungen jedoch sind sie die größten Hebel für einen traumhaften Schlaf. Über dieses Journal verteilt findest du die effektivsten Tipps zum Einsatz von Koffein oder Powernaps (S. 202), zur Gestaltung deines Schlafzimmers (S. 226) oder auch für deine Schlafposition (S. 241).

6 ungewöhnliche Schlaftipps

... für den besten Schlaf deines Lebens.

Damit dir in diesem Buch noch genug Platz für den praktischen Ausfüllteil bleibt, haben wir 6 ungewöhnliche Tipps, die du wahrscheinlich noch nie gehört hast, ganz bewusst auf den *6-Minuten-Podcast* ausgelagert.

Möchtest du wissen, warum Schäfchen zählen deinen Schlaf sogar verschlechtert und was viel besser als die mühsame Zählerei funktioniert? Interessiert dich, welcher Wecker laut Studien die beste Schlafhilfe überhaupt ist? Oder möchtest du erfahren, warum weniger Schlaf manchmal die schlaueste Wahl ist?

Öffne einfach Episode 54 und 55 vom *6-Minuten-Podcast* und lass dich überraschen:

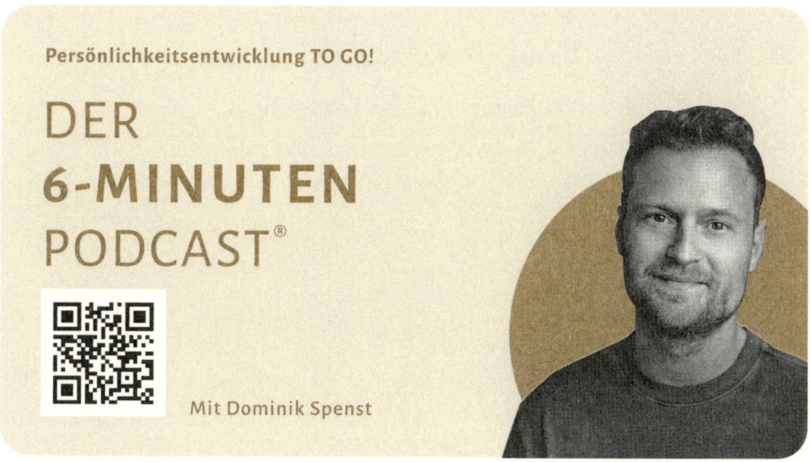

Auch erhältlich bei:

DEIN STARTER-PAKET

... 9 Tipps, wie du am besten startest, dranbleibst und Spaß dabei hast.

3 Tipps zum Starten

START-TIPP 1

Ein kleiner Start ist ziemlich smart

Wie oft wolltest du schon etwas in deinem Leben verändern und hast dir dann aber gedacht: «Ach, ich bin gerade einfach nicht motiviert genug»? Die Auffassung, dass wir ein bestimmtes Maß an Motivation oder Inspiration benötigen, um ins Tun zu kommen, ist tief in unserer Gesellschaft verwurzelt. Wir denken typischerweise, dass Motivation in etwa so funktioniert:

Erst Motivation ⟶ Dann gewünschte Handlung

Studien konnten jedoch zeigen, dass Motivation oft erst dann entsteht, wenn wir ins Tun gekommen sind – und nicht andersherum![74] Dabei spielt es keine Rolle, wie groß oder klein die Handlung ist. Das Gefühl des Erfolgs erzeugt Schwungkraft, und deshalb ist Motivation meistens das Ergebnis unserer Handlungen und nicht deren Auslöser. Die richtige Gleichung lautet also:

Erst gewünschte (noch so kleine) Handlung ⟶ Dann Motivation

Und genau aus diesem Grund sind Schritte, die so klein sind, dass du sie im Hier und Jetzt gehen kannst, das Herzstück des *6-Minuten-Prinzips®*. Es geht weniger um die exakte Minutenanzahl, sondern vielmehr darum, dass du wirklich konstant in die Umsetzung kommst – und so immer wieder deine eigene Motivation für mehr positive Veränderungen in deinem Leben erzeugst. Der schwierigste Moment ist im Regelfall der Anfang. Denn für jedes Vorhaben verbraucht der Wechsel von Stillstand zu Bewegung, von Trägheit zu Tätigkeit die meiste Energie. Das gilt genauso für den Start eines

Flugzeugs wie für das Aufstehen von deiner Couch oder das Ausfüllen der ersten Zeilen im *6-Minuten-Schlaftagebuch*. Und deshalb empfiehlt es sich, den Start so unkompliziert wie möglich zu gestalten. Nicht nur beim Beginn deiner neuen Journaling-Routine, sondern auch für die neuen Schlafgewohnheiten, die du mithilfe dieses Journals aufbauen wirst. Hast du den Start gemeistert, ist es vergleichsweise leicht, in Bewegung zu bleiben. Hast du einmal eine Seite vor dem Schlafen gelesen, fällt es dir leichter, noch ein paar mehr Seiten zu lesen. Ist die erste Zeile in deinem Journal ausgefüllt, dann ist die Schwungkraft auf deiner Seite, und die Lust auf mehr kommt von ganz allein. Wichtiger als das vollständige Verinnerlichen aller Theorie-Seiten ist also, dass du deine ersten Praxis-Seiten ausfüllst. Warte nicht auf Motivation, sondern erzeuge sie selbst.

Ins Rollen kommen

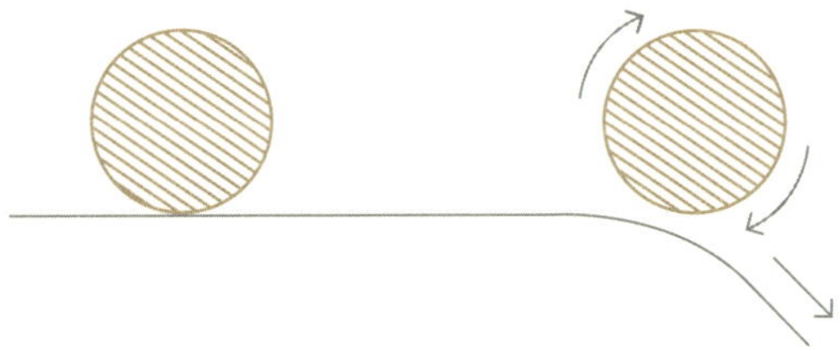

START-TIPP 2

Der richtige Platz ist dein verborgener Schatz

Die meisten von uns würden zustimmen, dass die Menschen, mit denen wir uns oft umgeben, unser eigenes Verhalten beeinflussen. Dabei wissen die wenigsten, dass die Objekte in unserer Umgebung einen ebenso starken Einfluss auf uns ausüben können. Dazu gehören die Gegenstände auf deinem Schreib- oder Nachttisch, die Lebensmittel in deinem Kühlschrank oder die Bilder, die in deiner Wohnung hängen. Wie du im Kapitel zur Gestaltung deines Schlafzimmers (S. 226) genauer nachlesen kannst, können Gegenstände ein bestimmtes Verhalten auslösen. Und genau deshalb ist es eine der simpelsten, aber auch wichtigsten Entscheidungen, wo du dein *6-Minuten-Schlaftagebuch* platzieren willst. Such dir idealerweise einen

Ort aus, wo dein Journal morgens nach dem Aufstehen und nachts vorm Schlafengehen für dich sichtbar ist. Für manche wird es am besten sein, das Buch nach dem Aufwachen in Reichweite des Bettes liegen zu haben, zum Beispiel auf dem Nachttisch. Für andere ist es sinnvoller, wenn es direkt neben der Kaffeemaschine oder auf dem Laptop liegt. Wichtig ist: Such dir den Ort für dein Journal genau jetzt und nicht erst morgen. Du wirst dich wundern, wie wirkungsvoll diese kleine Eselsbrücke ist.

START-TIPP 3

Bleib realistisch und geduldig

Genauso wie dein Leben nicht immer so läuft, wie du es dir wünschst, wird auch dein Schlaf nicht immer glatt laufen. Du bist erkältet, deine Mutter muss ins Krankenhaus, oder dein Kind hat Magen-Darm. Die Nachbarn streiten sich die halbe Nacht lang lautstark, du musst für ein Projekt bis spät nachts arbeiten, oder vier Mücken haben sich entschieden, deinen Schlaf zu boykottieren. Glück ist oftmals Realität minus Erwartungen, und deshalb ist es wichtig, von Anfang an mit realistischen Erwartungen an das Projekt «Besser schlafen» heranzugehen. Selbst mit den besten Schlafroutinen der Welt wirst du immer mal wieder schlecht schlafen. Das klingt beim ersten Lesen vielleicht negativ, ist aber auch befreiend und erlaubt dir, solchen Nächten mit etwas mehr Leichtigkeit zu begegnen. Um deinen Schlafproblemen auf den Grund zu gehen oder deinen guten Schlaf in einen noch besseren zu verwandeln, musst du nicht nur deine Nachtruhe selbst, sondern auch all deine Routinen drum herum unter die Lupe nehmen. Bei diesem genaueren Hinschauen kann es erfahrungsgemäß vor allem in den ersten Wochen passieren, dass du deinen Schlaf ein wenig verkopfter angehst und dadurch teilweise schlechter schläfst. Das ist ähnlich wie bei einer therapeutischen Massage: Nachdem deine Verspannungen lokalisiert wurden, wirst du von ihnen befreit, und das kann ziemlich wehtun. Danach hast du jedoch weniger Schmerzen und fühlst dich schlichtweg besser. Egal, ob zu Beginn oder in der Mitte deiner Journaling-Reise: Höhen und Tiefen sind vollkommen okay und ein ganz normaler Teil deiner Bemühungen für besseren Schlaf.

Geduld ist wie ein Baum. Die Wurzel ist zwar bitter, doch die Frucht süß.

Giware

3 Tipps zum Dranbleiben

DRANBLEIBEN-TIPP 1

Nutze die 10-Sekunden-Regel

Sorgen, Ängste und negative Gedanken halten dich nicht nur vom Einschlafen ab, sie können dich auch nachts aus dem Schlaf reißen und wach halten. Wer gut schlafen will, muss also gute Gedanken kultivieren – und genau das trainierst du täglich mit deiner *6-Minuten-Routine*. Du startest deinen Tag mit Dankbarkeit und beendest ihn mit Entspannung und Vorfreude. Damit du bei diesen positiven Journaleinträgen auch wirklich genau die Gehirnverbindungen trainierst, die dich glücklicher und gelassener machen, empfehle ich dir unbedingt Folge 1 des 6-Minuten-Podcasts. Hier erfährst du in wenigen Minuten das «Warum?» und das «Wie?» hinter der wissenschaftlich fundierten 10-Sekunden-Regel, die ich speziell für unsere verschiedenen *6-Minuten-Journals®* entwickelt habe. Mittlerweile haben uns Tausende Menschen von überall auf der Welt berichtet, wie sie durch diese einfache Regel mit viel mehr Spaß am Ball bleiben. Also such einfach im Internet oder in deiner Podcast-App nach «6-Minuten-Podcast» oder scanne den QR-Code:

Spiele Gewohnheiten-Tetris

Welche Gewohnheiten sind bereits ein fester Teil deines Lebens? Egal, ob «morgens aufs Handy schauen», «die Zähne putzen» oder «einen Kaffee trinken» – das Gute an deinen etablierten Routinen ist, dass du sie als sicheren Hafen nutzen kannst, an dem deine neuen Gewohnheiten bequem andocken können. Schnapp dir also eine Gewohnheit, die du schon etabliert hast. Vielleicht meditierst du bereits jeden Morgen? Dann widme dich direkt im Anschluss an deine Meditations-Routine deiner Journaling-Routine. Am besten legst du dann noch dein Schlaftagebuch griffbereit neben dein Meditationskissen. Brühst du dir morgens immer einen delikaten Kaffee oder kochst einen köstlichen Tee? Dann leg dein Journal neben die Kaffeemaschine oder den Wasserkocher und genieß dein Getränk während deiner Schreibroutine. Durch dieses Verknüpfen nutzt du Verhaltensweisen, die sich über Jahre in deinem Gehirn verwurzelt haben, als festen Anker für deine neue Wunschgewohnheit. So erhöhst du die Wahrscheinlichkeit, dass sie auch wirklich Teil von dir wird. Verhaltensforschende nennen diesen Trick «Gewohnheiten stapeln», ich nenne ihn Gewohnheiten-Tetris, weil es, genau wie beim Tetris, durchaus eine Rolle spielt, wie du deine Routinen aufeinanderstapelst. Also finde deinen ganz persönlichen Tetris-Block, um besser zu schlafen. Baue dein eigenes kleines Boot und segel Nacht für Nacht ins Land der Träume.

Gewohnheiten-Tetris

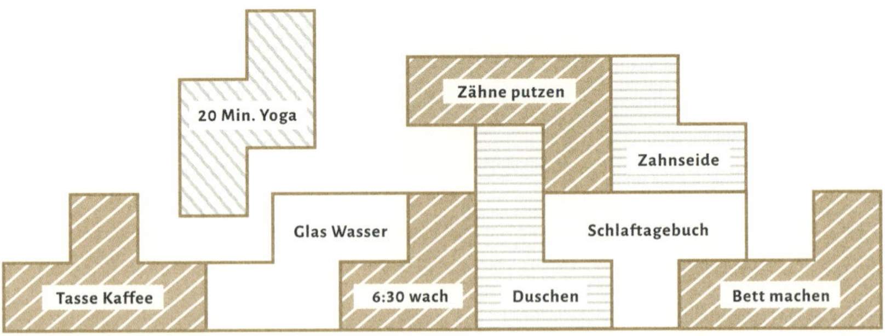

Teamwork makes the dream work

Such dir einen Verbündeten. Batman hat Robin, Asterix hat Obelix, und Hanni hat Nanni. Hol dir jemanden an Bord, der ein ähnliches Ziel verfolgt wie du, eine Person, für die dieses Journal genauso wertvoll wie für dich sein kann. Eine solche Gemeinschaft mit dem gleichen Ziel vor Augen ist eine große Hilfe und kann ordentlich anspornen. Tauscht eure Erfahrungen aus, helft und motiviert euch gegenseitig. Auch wenn du alleine startest, können dir andere Menschen behilflich sein. Denn Studien zeigen, dass wir deutlich motivierter am Ball bleiben, wenn wir unsere Ziele mit jemandem teilen, dessen Meinung wir besonders respektieren. Also erzähl deinem Schwarm, deinem Kind oder deiner Chefin, dass du mit diesem Journal deinen Schlaf in die eigene Hand nehmen möchtest. Hauptsache, es ist eine Person, bei der du auf gar keinen Fall einen enttäuschten Blick entdecken willst, weil du es nicht durchgezogen hast. So baust du einen sanften, positiven Druck auf, der dir hilft, dranzubleiben. Ganz nebenbei inspirierst du auch andere, ihre eigenen Ziele voranzutreiben.

3 Tipps für mehr Leichtigkeit

LEICHTIGKEITS-TIPP 1

Genieße die kleinen Fortschritte

Wie schon an anderer Stelle erwähnt, legen wir Menschen genetisch bedingt den Fokus automatisch eher auf das Negative. Unser Gehirn ist wie ein Saugschwamm für Schlechtes und eine Teflonbeschichtung für Gutes. Wenn sich dieser Negativitätsfokus mit dem Wunsch nach schnellen Erfolgen mischt, kommt es beim Thema Schlaf leicht vor, dass man sich eher auf die negativen Aspekte als auf die kleinen Fortschritte fokussiert. Deshalb ist es entscheidend, dass du dem evolutionären Miesepeter in deinem Kopf proaktiv die Stirn bietest, indem du bewusst einen Fokus auf das Gute legst. Konzentrier dich auf die Lösung anstatt auf das Problem und halte Ausschau nach den kleinen Fortschritten. Vielleicht bist du heute schneller eingeschlummert als sonst, oder du hast nach dem nächtlichen Toilettengang leichter wieder in den Schlaf gefunden? Vielleicht bist du einfach seltener wach geworden oder fühlst dich morgens etwas fitter? Egal, wie klein die Erfolge dir vorkommen mögen: Notiere sie unbedingt in deinen täglichen Schlafnotizen. Versuche, aus ihnen zu lernen, und frage dich, was du anders gemacht hast. Hast du vielleicht etwas an deiner letzten Mahlzeit verändert und kannst daraus Schlüsse ziehen? Oder hast du etwas gemacht, das dich abends viel besser abschalten lässt, und solltest davon mehr in dein Leben integrieren?

Kleine Taten, die man ausführt, sind besser als große, die man plant.

George C. Marshall

Versuche, deine noch so kleinen Erfolge so oft wie möglich aufzuschreiben und so bewusst wie möglich zu fühlen. Die Harvard-Professorin Teresa Amabile fand in einer groß angelegten Studie heraus, dass genau dieses bewusste Wahrnehmen dein Gehirn zum Positiven verändert. Denn jedes Mal, wenn du einen kleinen Erfolg oder Fortschritt aufschreibst und dich in ihn hineinfühlst, führt das zur Ausschüttung des Glückshormons Dopamin. Für dein Glücksempfinden kommt es absolut nicht auf die Größe des Fortschritts an, sondern vielmehr auf die Häufigkeit und das bewusste Erleben der noch so kleinen Fortschritte. Das Schöne ist: Indem du die kleinen Erfolge aufschreibst, entwickelt dein Gehirn mit der Zeit ein verstärktes Bewusstsein für das Gute in deinem (Schlaf-)Leben.[75] Als Konsequenz bist du motivierter und wirst unbewusst davon überzeugt, dass größere Erfolge im Bereich des Möglichen liegen.[76] Also zelebriere und würdige die kleinen Erfolge und Fortschritte unbedingt. Dein Schlaf wird es dir danken.

LEICHTIGKEITS-TIPP 2

Ein Ausfall ist kein Reinfall

Wie du bereits in Grund 5 auf S. 32 gelesen hast, brauchst du im Durchschnitt etwa 66 Tage, um eine gute Gewohnheit erfolgreich in dein Leben zu integrieren. Du kannst dich also nach etwa zwei Monaten freuen, wenn eine neue positive Routine zu einem Teil von dir geworden ist. Gar nicht so lange, wenn man überlegt, dass man potenziell noch jahrelang davon profitieren wird. Je einfacher die Gewohnheit ist und je mehr Spaß sie dir bereitet, desto schneller läuft dieser Prozess ab. Wenn du in der Aufbauphase mal einen Tag aussetzt, hat das nachweislich keinen langfristigen Einfluss auf den erfolgreichen Aufbau deiner neuen Gewohnheit. Egal, ob es um deine

Der Mann, der den Berg abtrug,
war derselbe, der anfing,
kleine Steine wegzutragen.

Konfuzius

Journaling-Routine im Allgemeinen oder um einzelne Schlafroutinen geht, die du mit dem wöchentlichen Gewohnheits-Tracker aufbauen möchtest – gelegentliche Aussetzer hindern deine neue Wunschroutine nicht daran, zum Teil deines Lebens zu werden. Wenn du dein Journal mal ein paar Tage nicht genutzt hast, dann mach dir einen Tee, aber bitte kein schlechtes Gewissen. Statt dich schlecht zu fühlen, erlaube dir, auch wieder klein anzufangen, indem du zum Beispiel nur die Abendroutine oder nur deine Lieblingselemente ausfüllst. Hauptsache, du bringst den Ball wieder ins Rollen. Dann rollt der Rest von ganz allein.

LEICHTIGKEITS-TIPP 3

Passe die *6-Minuten-Routine* an deine Bedürfnisse an

Egal, ob Fußball, Tischtennis oder Golf: Jede Sportart hat feste Regeln. Innerhalb des Regelwerks findest du jedoch ganz individuelle Spielweisen. Gleiches gilt auf dem Spielfeld des *6-Minuten-Schlaftagebuchs:* Um den Praxisteil an deine Bedürfnisse anzupassen oder einfach für Abwechslung zu sorgen, kannst du die Regeln auf deine Weise interpretieren. So kannst du zum Beispiel die Schlafnotizen in deiner täglichen Morgenroutine in Kategorien wie «körperlich» und «emotional» unterteilen – oder du nutzt sie für das Niederschreiben eines besonderen Traums. Bei deiner täglichen Dankbarkeit und Vorfreude könntest du dir eine Woche lang vornehmen, jeden Tag zwei Einträge zu machen, die du für den Rest der Woche kein weiteres Mal nennen darfst. Auf diese Weise konditionierst du deine Sichtweise so, dass du immer wieder in neuen Situationen den Blick auf das Gute – in dir und um dich herum – schärfst. Auf deiner Reise zu einem besseren Schlaf geht es weniger um den einen richtigen Weg als um die Notwendigkeit, deinen eigenen Weg zu finden. Genau deshalb bietet dir der Praxisteil einen durchdachten Mix aus Struktur und Freiraum – gerade so viel Struktur, dass du sie immer noch flexibel an deine Bedürfnisse anpassen kannst.

Der beste Weg,
die Zukunft
vorherzusagen,
ist, sie zu gestalten.

Willy Brandt

DEINE 6-MINUTEN-ROUTINE

... so holst du das Beste aus deiner Monats-, Wochen- und Tagesroutine heraus.

Monatsroutine

... dein WARUM für besseren Schlaf.

Egal, ob von schlechtem Schlaf zu gutem Schlaf oder von solidem zu exzellentem Schlaf, so viel ist klar: Du möchtest deine Nachtruhe aufs nächste Level heben. Aber welche konkreten Wünsche stecken dahinter? Erinnerst du dich an das Bild mit den drei Zwiebelschichten aus Grund 6 auf Seite 37? Alle drei Schichten der Veränderungszwiebel sind wichtig. In der äußeren Schicht, dem WAS, sind deine gewünschten Resultate angesiedelt, in diesem Fall ein besserer Schlaf. Die mittlere Schicht umfasst dein WIE, also die Schritte und Routinen, die deine Schlafqualität nachhaltig verbessern. Im Kern der Zwiebel befindet sich schließlich dein WARUM. Hier stecken deine stärksten Antriebskräfte, nämlich deine Werte und deine innersten Wünsche. Ausschlaggebend für erfolgreiche Veränderung ist die Richtung, aus der du deine Ziele angehst. Statt von außen nach innen, ist es wichtig, von innen nach außen zu wandern. Studien zeigen, dass das WARUM deine stärkste Motivationsquelle ist, also deine beste Chance, dranzubleiben und wirklich etwas zum Positiven zu verändern.[77]

Was also ist dein WARUM? Auf welche positiven Veränderungen möchtest du am Ende des *6-Minuten-Schlaftagebuchs* zurückblicken? Möchtest du mit besserem Schlaf deine körperliche Gesundheit ins Lot bringen, frischer und attraktiver aussehen? Möchtest du Stress reduzieren und zu deinem gelassenen Ich zurückfinden? Möchtest du deine Leistungsfähigkeit steigern oder einfach wieder mehr Lebensfreude verspüren?

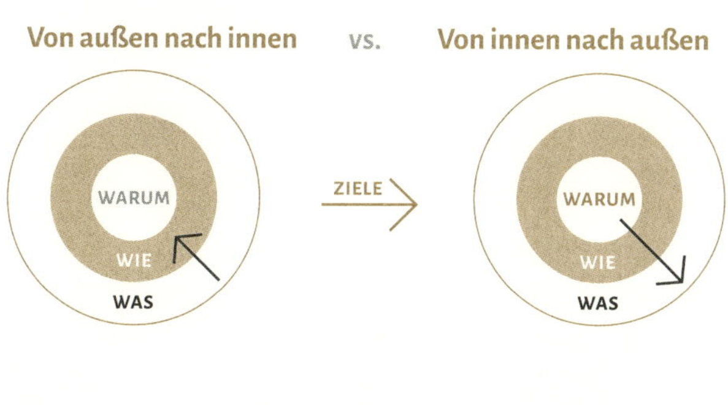

Mit deinem persönlichen WARUM für besseren Schlaf legst du das Fundament deines Vorhabens. Und genau diese Quelle der Antriebskraft bestimmst du hier und jetzt. Unten findest du die wichtigsten Lebensbereiche, die du durch deinen Schlaf beeinflussen kannst. Bei deiner ersten Monatsroutine machst du eine Bestandsaufnahme und beobachtest dann alle vier Wochen deine Fortschritte. Für dein WARUM kannst du unten zwei Bereiche wählen, auf die du dich besonders fokussieren möchtest. Formuliere jeweils zu deinen zwei Fokusbereichen einen Ich-Satz, der dich daran erinnert, weshalb dein WARUM so wichtig ist.

- ◯ Fokus & Konzentration
- ◯ Ruhe & Gelassenheit
- ◯ Kreativität
- ◯ Produktivität
- ◯ Achtsamkeit
- ◯ Lebensfreude
- ◯ Motivation & Energie
- ◯ Ausdauer & Disziplin
- ◯ Kraft
- ◯ Gesundheit
- ◯ Gedanken & Emotionen
- ◯ ....

Warum möchtest du besonders diese zwei Bereiche mit besserem Schlaf positiv beeinflussen?

Beispiel: *Ich möchte wieder ruhiger und gelassener werden und so mehr Geduld im Familienalltag und mehr Leichtigkeit auf der Arbeit bekommen.*

1. Lebensbereich:

....

....

....

....

....

....

....

2. Lebensbereich:

....

....

....

....

....

....

....

Man kann einen
Menschen nichts lehren,
man kann ihm nur
helfen, es in sich selbst
zu entdecken.

Galileo Galilei

Wochenroutine

... dein WIE für besseren Schlaf.

Jetzt, wo du dein WARUM festgelegt hast, kommst du zur zweiten Zwiebelschicht deiner Zielsetzung, dem WIE – genauer gesagt zu deinen Gewohnheiten. Sie lenken etwa 95 Prozent deiner täglichen Entscheidungen und sind daher mit eindeutiger Mehrheit die Chefinnen in deinem Kopf. Gute Gewohnheiten machen nicht nur dein Leben besser, sondern auch deinen Schlaf. Und obwohl es weder ein Zuckerschlecken ist noch von heute auf morgen gelingt, neue Gewohnheiten aufzubauen, wird es dir mit deinem Gewohnheits-Tracker leichter fallen. Denn jedes Abhaken ist ein kleiner Erfolg, der dich motiviert, am Ball zu bleiben.

Motivation lässt dich loslegen. Die Gewohnheit lässt dich weitermachen.

Jim Rohn

Aus Tausenden Feedbacks zu unseren anderen *6-Minuten-Journals®* weiß ich, dass das Verfolgen von Gewohnheiten im Alltagsstress leicht in Vergessenheit geraten kann. Deshalb findest du in deiner täglichen Abendroutine eine Erinnerung daran. Solltest du feststellen, dass dir die eine oder andere Gewohnheit schwerfällt, dann probiere, sie in der nächsten Woche etwas kleinschrittiger zu gestalten. Sagen wir, du isst aktuell immer gegen 20 Uhr eine große Mahlzeit, und dein Ziel ist es, für einen gesunden Schlaf ab 18 Uhr nichts mehr zu essen. Dann kannst du zum Beispiel damit starten, ab 19.30 Uhr nichts mehr zu essen und dich dann Woche für Woche an deine eigentliche Zielgewohnheit heranzutasten. Mehr zu Ernährung und Schlaf findest du auf S.171.

Das Gute ist: Nach durchschnittlich 66 Tagen sind neue Gewohnheiten ein Teil von dir und die Entscheidungskämpfe Schnee von gestern. Du musst nicht mehr darum ringen, abends kalorienfrei zu bleiben, denn dieses Verhalten ist nun zur Gewohnheit geworden, die quasi auf Autopilot läuft. Du kannst in Ruhe deinen Gewohnheits-Tempomaten laufen lassen und mühelos genau die Stellschrauben bewegen, die deinen Schlaf verbessern und dich glücklicher machen. Mit dem *6-Minuten-Schlaftagebuch* spinnst du dir jeden Morgen und jeden Abend ein paar neue Fäden, um dein Leben mit einem Netz positiver Schlafgewohnheiten zu bedecken.

Als Inspiration findest du hier Routinen, die einen positiven Effekt auf deinen Schlaf haben können. Natürlich finden aber auch eigene (Schlaf-)Gewohnheiten Platz. Taste dich langsam heran, indem du dir realistische Ziele setzt und nicht zu viel auf einmal veränderst. So verwandeln sich deine Häkchen langfristig in feste Routinen. Verfolge nicht nur bereits bestehende Gewohnheiten, sondern entwickle auch neue, und bleib so lange dran, bis deine Zielgewohnheiten Teil von dir sind – das dauert durchschnittlich zwei Monate. Und vergiss nicht: Es ist noch kein (Schlaf-)Meister vom Himmel gefallen.

...... Minuten Atemmeditation am Abend	*Letzte ...... Minuten gedimmtes Licht*
Zimmer auf ...... °C herunterkühlen	*Letzte ...... Minuten bildschirmfrei*
Wöchentlich ...... Minuten Ausdauersport	*Abends ...... Minuten lesen*
Mein Schlaftagebuch ausfüllen	*...... Minuten am Stück spazieren*
Flüssigkeitsfrei ab ...... Uhr	*Letzte ...... Minuten im Flugzeugmodus*
Kalorienfrei ab ...... Uhr	*Täglich um ...... Uhr aufstehen*
Koffeinfrei ab ...... Uhr	*Täglich um ...... Uhr ins Bett gehen*
Alkoholfrei ab ...... Uhr	
Letzte ...... Minuten Blaulichtblocker an	

MEIN GEWOHNHEITS-TRACKER

	M	D	M	D	F	S	S
1 *zwischen 22.00–22.30 Uhr zu Bett gehen*	⊗	⊗	○	⊗	○	○	⊗
2 *30 Minuten entspannt spazieren*	⊗	⊗	⊗	⊗	○	⊗	⊗
3 *Koffeinfrei ab 14.30 Uhr*	⊗	○	⊗	⊗	⊗	⊗	○
4 *10 Minuten lüften vorm Schlafen*	⊗	○	⊗	⊗	⊗	⊗	⊗
5	○	○	○	○	○	○	○

Um Himmels willen,
praktiziere dich
in kleinen Dingen
und schreite weiter
zu großartigen.

Epiktet

Tagesroutine

... die Mind-Body-Connection

Während meiner Unizeit haben sich zwei Kommilitonen auf einer WG-Party einen interessanten Scherz erlaubt. Sie gaben meinem guten Freund Felix über den Abend verteilt vier 0,5-Liter-Flaschen alkoholfreies Bier, das sie jedoch vorher in die Flaschen der alkoholischen Version abfüllten. Felix berichtete recht schnell von einem «angeheiterten» Zustand und stolperte feuchtfröhlich über schwierige Wörter und die eigenen Füße. Als meine Kommilitonen offenlegten, dass gar kein Alkohol geflossen war, konnte der «betrunkene» Felix das einfach nicht glauben.

Ein paar Jahre später las ich von einer Studie, die noch viel beeindruckender war als dieser Selbstversuch aus Unizeiten: Die beiden Wissenschaftlerinnen Alia Crum und Ellen Langer von der Harvard Universität wollten testen, wie groß die Macht der Gedanken wirklich ist. Dafür wählten sie sieben Hotels aus, deren Reinigungspersonal sie für ihre Untersuchung rekrutierten. In vier der Hotels erklärten sie den Teilnehmenden ausführlich, wie sie durch ihre Tätigkeiten als Reinigungskraft etliche Kriterien für einen «fitten Lebensstil» erfüllten. Die Teilnehmenden hörten Vorträge dazu und konnten auf Postern in ihren Aufenthaltsräumen nachlesen, wie viele Kalorien sie beispielsweise beim Badputzen oder beim Staubsaugen verbrauchten. In den anderen drei Hotels fand keine derartige Aufklärungskampagne statt. Der Effekt war unglaublich: Die Reinigungskräfte der vier «aufgeklärten» Hotels nahmen innerhalb von vier Wochen durchschnittlich zwei Kilogramm ab und senkten sowohl ihren Körperfettanteil als auch ihren Blutdruck. Und nein, sie arbeiteten nicht mehr als vorher, ernährten sich nicht besser oder fingen plötzlich an, Sport zu treiben. Äußerlich blieb alles gleich, nur die Einstellung in ihren Köpfen hatte sich geändert.[78] Am liebsten würde ich jetzt noch seitenlang von Studien erzählen, die die faszinierende Verbindung zwischen Körper und Geist bestätigen. Zum Beispiel

Dein Fokus bestimmt deine Realität.

Qui-Gon Jinn, Star Wars 1 – Die dunkle Bedrohung

die des Kardiologen Dr. Herbert Benson, der zeigen konnte, wie Mönche ihre Körpertemperatur während der Meditation so stark erhöhten, dass sogar nasse Leinentücher trockneten, die über ihre Körper gehängt wurden.[79] Oder die unglaublichen Versuche mit Placebo-Operationen an schmerzgeplagten Menschen. Bei dieser Art von Eingriffen werden unter Narkose nur die äußerlich sichtbaren Schnitte und Nähte gesetzt, es findet also keine tiefgreifende Operation statt. Die Nachsorge ist allerdings identisch zu tatsächlich Operierten. Und auf diese Weise konnten nach jahrelangen Leidensgeschichten die Schmerzen von Hunderten Menschen gelindert oder sogar geheilt werden, beispielsweise am Knie gegen Arthrose[80] oder auch an der Wirbelsäule gegen Rückenschmerzen[81] – ohne dass sie überhaupt operiert worden waren.

Ab dem 17. Jahrhundert wurde die Verbindung zwischen Körper und Geist sprichwörtlich chirurgisch getrennt. In der Wissenschaft wurde der Körper ab jetzt als Maschine behandelt, bestehend aus verschiedenen Teilen, die mit einem Skalpell auseinandergenommen und wieder zusammengeflickt werden können. Die bahnbrechenden Erfolge der westlichen Medizin rechtfertigten diese Trennung über 300 Jahre – genug Zeit, dass sich diese Idee global in den Köpfen einbrennen konnte. Dabei sitzen die drei häufigsten Gründe für schlechten Schlaf – nämlich Schmerzen, Sorgen oder Stress – genau an der Wurzel zwischen Körper und Geist. Klar: Jeden Tag 10 000 Schritte gehen ist gut, genauso wie Green Smoothies, Clean Eating, Retreating und Detoxing. Aber wenn du dich nicht mit den Sorgen, dem Stress und dem Gerümpel in deinem Kopf beschäftigst, lebst du immer noch ungesund, und darunter leidet dein Schlaf. Und auch andersherum gilt die Logik: Du kannst noch so sorgenfrei und entspannt sein – wenn du deinen Körper nicht bewegst und stärkst, kurz vor dem Schlafen einen doppelten Cheeseburger isst und einen dreifachen Espresso trinkst, hast du noch immer keinen gesunden Schlaf.

Dein Körper glaubt fast alles, was dein Kopf denkt.

Gabor Maté

Aus diesem Grund setzt das *6-Minuten-Schlaftagebuch* genau an der Wurzel der oft vernachlässigten Mind-Body-Connection an. Insbesondere bei der täglichen *6-Minuten-Routine* lautet das Motto: gute Stimmung für guten

Schlaf. Wie du auf der nächsten Doppelseite siehst, sorgst du mit der Morgenroutine für einen positiven und reflektierten Start in den Tag und mit der Abendroutine für einen entspannten und freudigen Tagesabschluss. Denn wie du in deinen Tag startest, hat großen Einfluss darauf, wie dein Tag wird und wie du deinen Tag beendest. Dein Tagesende wiederum bestimmt oftmals deinen Schlaf. Daher ist es wichtig, sowohl morgens als auch abends deine Schlafhygiene zu pflegen. Und damit meine ich nicht, dass du dir fleißig die Zähne putzen oder gründlich duschen solltest. Du stärkst Tag für Tag die Verbindung zwischen Körper und Geist, findest heraus, welche Schlafbedingungen für dich optimal sind, und festigst sie auch gleich in Form von Routinen, die dich entspannen und für eine erholsame Nachtruhe sorgen.

Wer ein WARUM zum Leben hat, erträgt fast jedes WIE.

Friedrich Nietzsche

Beispielseite

... ein kurzer Überblick, wie du das 6-Minuten-Schlaftagebuch am besten nutzen kannst.

Morgenroutine – *15–30 Minuten nach dem Aufstehen*

1. **Dankbarkeit (S. 107):** Egal, wofür du dankbar bist, schreib es hier auf und fühle es für 10 Sekunden. Nur so kann sich die volle positive Wirkung entfalten.
2. **Schlafnotizen (S. 110):** Was du nicht erkennst, kannst du auch nicht verbessern. Ob negativ oder positiv, notiere alles Nennenswerte über deinen Schlaf und versuche, eine hilfreiche Erkenntnis daraus zu ziehen. Weitere praktische Beispiele findest du auf S. 111.
3. **Licht (S. 113):** Hunderte Studien zeigen: Licht am Morgen kann für besseren Schlaf sorgen. Hier gilt es, innerhalb der ersten 60 Minuten nach dem Aufstehen 10–20 Minuten natürliches Licht zu tanken – kleiner Aufwand, große Wirkung.

Abendroutine – *15–30 Minuten vor dem Einschlafen*

4. **Kopf frei (S. 121):** Studien zeigen, dass es deinen Kopf entlastet, wenn du deine To-dos aufschreibst. Egal, ob beruflich oder privat: Notiere deine wichtigsten Aufgaben und befreie so deine Gedanken.
5. **Ruhe herbei (S. 123):** Egal, ob im Laufe des Tages oder vorm Schlafen: Durch kleine Ruhepausen regenerierst du Körper und Geist und erhöhst auch deine Schlafqualität. Spazieren, baden oder Podcast hören – mach einfach das, was dich am besten entspannen lässt.
6. **Vorfreude (S. 126):** Jetzt, da dein Kopf frei ist, füllst du ihn hier mit Vorfreude. So wirst du entspannter in die Welt der Träume gleiten.
7. **Schlafgewohnheiten (S. 98):** Gute Gewohnheiten sorgen für einen guten Schlaf. Die tägliche Erinnerung an deinen Gewohnheits-Tracker hilft dir dabei, Schlafroutinen zu festigen oder neue aufzubauen.

M D M D F S (S) 14.04.2024

1 Ich bin dankbar für ...

- das gute Gespräch mit Freya gestern – erleichternd

- blauer Himmel und Sonne heute :-)

2 MEIN SCHLAF

So habe ich diese Nacht geschlafen:		Diese guten Erkenntnisse ziehe ich daraus:
es war morgens sehr früh sehr hell – seit 5 Uhr wach	→	unbedingt Gardinen besorgen! (oder Schlafmaske?)
nackig geschlafen	→	gutes Gefühl, weiter testen :-)

IN DEN ERSTEN 60 MINUTEN: Schon **natürliches Licht** getankt? ⊗ 3

Drei Dinge helfen, die Mühseligkeiten des Lebens zu tragen: Die Hoffnung, der Schlaf und das Lachen.

Immanuel Kant

Gewohnheits-Tracker genutzt? ⊗ 7

4 KOPF FREI

Meine wichtigsten To-dos morgen:

1. Termin Bürgeramt: neuer Reisepass!!
2. Projektplan: erster Version an Juan
3. dunkle Wäsche waschen

5 RUHE HERBEI

So habe ich für Entspannung gesorgt:

- Nach der Arbeit nach Hause spaziert

- Vorhin 20 Minuten gelesen, bin jetzt schön müde

6 Darauf freue ich mich morgen besonders ...

- Lasagne und Wein mit Selma & Kaspar

- meine neue Schlafmaske wird morgen schon geliefert!

DEINE MORGEN-ROUTINE

... 3 Minuten für einen guten Start in den Tag.

Dankbarkeit

... ein positiver Start ist ziemlich smart.

«Die erste Morgenstunde ist das Steuerruder des Tages.» Was Augustinus vor 2500 Jahren schon so schön gesagt hat, lässt sich auch auf den Schlaf übertragen. Die Grundlage für eine erholsame Nacht legst du nicht erst mit deiner Abendroutine, sondern bereits morgens nach dem Erwachen. Genau deshalb startest du im *6-Minuten-Schlaftagebuch* mit der Übung, die so viele positive Effekte auf dein Wohlbefinden hat wie kaum eine andere aus der Positiven Psychologie: *Heute bin ich dankbar für ....*

Auf die Dauer der Zeit nimmt die Seele die Farbe der Gedanken an.

Marc Aurel

Dankbarkeit ist eines der seltenen Themen auf diesem Planeten, bei dem sich Atheistinnen, Anhänger sämtlicher Weltreligionen und Wissenschaftlerinnen einig sind: Dankbarkeit macht glücklich, und das nachweislich mit unfassbar kleinem Zeitaufwand. Studien zeigen: Wer regelmäßig seine Dankbarkeit zu Papier bringt, kann positive Gefühle mehr genießen und erlebt langfristig weniger negative Gefühle. Wer dankbar ist, hat ein erhöhtes Selbstwertgefühl, kann leichter mit Belastungen und Stress umgehen, leichter gute persönliche Beziehungen aufbauen und aufrechterhalten und schläft langfristig besser.[82] Da bis jetzt keine Pille dafür entwickelt wurde, ist der Dankbarkeits-Eintrag zu Beginn deiner Tagesroutine ein guter Anfang – und das vollkommen frei von Nebenwirkungen.

Es kostet nichts, dankbar zu sein, doch es ändert einfach alles

Bei deiner täglichen Dankbarkeit ist es wichtiger, was du beim Schreiben durchlebst und empfindest, als was genau du inhaltlich schreibst. Ob der morgendliche Kaffee, deine Familie oder der neue Gehaltscheck – an Dinge zu denken, für die du dankbar bist, geht normalerweise recht zügig. Bis du jedoch das Gefühl spürst, das du damit verbindest, dauert es für gewöhnlich ein paar Sekunden länger. Passend dazu zeigte der Neurowissenschaftler Dr. Rick Hanson in einer Studie, dass positive Erfahrungen oder positive Gefühle 10 Sekunden im Bewusstsein gehalten werden müssen, um es vom Kurzzeitgedächtnis ins Langzeitgedächtnis zu schaffen. Im Gegensatz dazu verankern sich negative Dinge sofort.[83] Da dein Gehirn evolutionär ein kleiner Miesepeter ist und sich gerne auf das Negative fokussiert, um dich vor potenziellen Gefahren zu schützen – wie früher den Säbelzahntiger oder heute den rasenden E-Scooter –, ist es besonders wichtig, dass du fühlst, was du schreibst. Indem du also ein paar Extrasekunden in deinem Gefühl verharrst, sorgst du dafür, dass sich ein vorübergehender Geisteszustand in eine anhaltende neuronale Struktur verwandelt.

PRAXISTIPP

Fühle, was du schreibst

Das wirklich Schöne an Dankbarkeit ist, dass du sie mit verhältnismäßig kleinem Zeitaufwand erlernen kannst – die Relation von Aufwand zu Ertrag ist unglaublich. Und genau deswegen ist sie die perfekte erste Frage deiner *6-Minuten-Tagesroutine*. Ein positiver Start in den Tag legt den richtigen Grundstein für dein mentales Wohlbefinden und damit auch für deinen guten Schlaf. Also nimm dir diese 10 Sekunden und warte auf die Emotion (die Freude, das Erstaunen, das Entzücken …), bevor du den Stift ansetzt. Das wird einen großen Unterschied machen! So profitierst du nicht nur in dem Moment von den Glückshormonen, sondern trainierst dein Gehirn dahin, regelmäßig das Gute in dir und um dich herum zu erblicken und zu schätzen.

Mehr zu diesem Praxistipp und der zugrunde liegenden 10-Sekunden-Regel findest du auf Seite 87. So viel sei an dieser Stelle gesagt: Ohne diese Regel bringt dir dieses Buch nur halb so viel.

Dankbarkeit gibt dem
Leben Leichtigkeit
und Humor, Gelassenheit
und Freiheit.

Anselm Grün

Schlafnotizen

… lassen deine guten Gewohnheiten bald sprießen.

Wie der geniale Galileo Galilei schon vor 600 Jahren sagte: «Man kann einem Menschen nichts beibringen, man kann ihm nur helfen, es in sich selbst zu entdecken.» Dasselbe gilt für deine Nachtruhe, denn viele Dinge, die für deinen Schlaf funktionieren, mögen für jemand anderen keine Wirkung haben oder sogar den Schlaf verschlechtern. Natürlich gibt es Grundprinzipien, die für jeden Menschen den Schlaf verbessern, wie zum Beispiel eine kühle Schlafzimmertemperatur (siehe S. 149). Es gibt jedoch auch viele Stellschrauben, die extrem individuell sind und die du nur durch aktives Experimentieren und Beobachten entdecken kannst. Was die eine entspannt einschlafen lässt, bringt die andere total auf die Palme. Was für dich die perfekte letzte Mahlzeit ist, hinterlässt bei dem anderen nächtliches Sodbrennen.

Die Notizen in deiner täglichen *6-Minuten-Routine* helfen dir nicht nur, deine Schlafentwicklungen schwarz auf weiß zu verfolgen, sondern auch Muster zu erkennen, aus denen du Neues über dich und deinen Schlaf lernen kannst. Selbsterkenntnis ist der erste Schritt für jede Besserung. Der zweite Schritt ist die Veränderung selbst. Und genau um diese beiden Schritte geht es in deinen Schlafnotizen: erst verstehen und dann verändern.

In den Schlafnotizen kannst du wirklich alles notieren, was deinen Schlaf auf irgendeine Weise beeinflusst. Sie sind dein Ort für positive und negative Schlaferfahrungen. Und das Schöne ist: Aus fast allen Erfahrungen lässt sich dann eine große oder kleine Erkenntnis ziehen. Und wenn deine Erkenntnis ist, dass du exzellent geschlafen hast, dann schreibst du einfach «Alles so beibehalten» oder malst einen Smiley :) Sollten dir keine Erkenntnisse einfallen, dann schreib deine Beobachtung gerne öfter auf, oftmals brauchen gute Schlussfolgerungen einfach etwas Zeit. Auf der nächsten Seite siehst du oben deine Schlafnotizen, wie du sie jeden Tag in deiner

Morgenroutine finden wirst. Als kleine Hilfestellung und Inspiration entdeckst du darunter einige Beispiele, wie deine Schlafnotizen und die daraus resultierenden Erkenntnisse aussehen könnten.

MEIN SCHLAF

So habe ich diese Nacht geschlafen:		Diese gute Erkenntnis ziehe ich daraus:
bin super spät eingeschalfen, lag 2h wach im Bett	⟶	*vielleicht sind Powernaps doch keine gute Idee?*
30 Min. mitten in der Nacht zwei Mücken gejagt	⟶	*Mückenspray kaufen*

So habe ich diese Nacht geschlafen:		Diese gute Erkenntnis ziehe ich daraus:
5 Uhr morgens wach, weil so hell	→	*Schlafmaske oder blickdichte Vorhänge?*
Nachts 4 x zum Pinkeln aufgewacht	→	*nach 20 Uhr keinen Tee mehr*
Heute Nacht wirklich super geschlafen	→	*einfach mal genießen :)*
Wieder total verspannt aufgewacht	→	*endlich ein neues Kissen testen*
Um 22 Uhr hundemüde auf der Couch eingenickt	→	*ich sollte früher ins Bett gehen*
Wie ein Stein ein- & durchgeschlafen	→	*wieder öfter wandern gehen*
Über 1 Stunde wach gelegen, Gedankenkarussell	→	*vorm Schlafen meditieren?*
Maxi bekommt Zähne, sehr unruhige Nacht	→	*mittags Powernap machen!*
Wenig geschlafen, neue Staffel auf Netflix gesuchtet	→	*hat sich gelohnt!*
Gerädert, trotz 8h Schlaf	→	*zu warm? Zimmertemperatur herunterkühlen!*
Bis 4 Uhr getanzt	→	*wenn nicht zu meinem 30. Geburtstag, wann dann?*

Nur die allergescheitesten Leute benutzen ihren Scharfsinn zur Beurteilung nicht bloß anderer, sondern auch ihrer selbst.

Marie von Ebner-Eschenbach

Das richtige Licht

... ist vielleicht deine leichteste Pflicht.

So ziemlich jede Zelle in deinem Körper ist darauf ausgelegt, zu ganz bestimmten Zeiten des Tages auch ganz bestimmte Prozesse in Gang zu setzen. Erinnerst du dich noch an die innere biologische Uhr, die all diese Prozesse steuert? Wie du vielleicht schon auf Seite 68 gelesen hast, wird diese Uhr auch dein circadianer Rhythmus genannt. Bevor du ganz konkret erfährst, wie du in glücklicher Harmonie mit deinem circadianen Rhythmus koexistieren kannst, machen wir einen Exkurs, der für mich persönlich – im wahrsten Sinne des Wortes – ein Augenöffner war. Ich wusste nämlich nicht, dass Menschen, die ihre Augäpfel zum Beispiel durch einen Unfall vollständig verloren haben, automatisch auch keinen Schlaf-Wach-Rhythmus mehr haben. Sie laufen mit einer Art Dauer-Jetlag durchs Leben, werden immer wieder zu vollkommen verschiedenen Zeiten müde und haben so zusätzlich zur Blindheit enorme Probleme, soziale Beziehungen aufzubauen, geschweige denn einen Beruf mit regelmäßigen Arbeitszeiten auszuüben. Aufgrund dieser Beobachtungen bei blinden Menschen dachte man lange Zeit, dass wir ohne Sehvermögen generell auch keine innere Uhr haben. Das wurde inzwischen allerdings widerlegt, denn bei vielen blinden Menschen, die ihre Augäpfel noch haben, funktioniert der circadiane Rhythmus wunderbar. Erst vor einigen Jahren konnte eine bahnbrechende Entdeckung erklären, wie das möglich ist: Unsere Augen haben nicht nur die Aufgabe, zu sehen, sondern auch die Stärke des Lichts zu messen.[84]

Ohne LICHT gibt es deinen circadianen Rhythmus NICHT

Die sogenannten fotosensitiven retinalen Ganglienzellen machen rund ein Prozent der Zellen auf deiner Netzhaut aus. Sie sind sozusagen deine circadianen Lichtmesser. Solange sie vorhanden sind, kann man also erblindet sein und gleichzeitig einen gesunden circadianen Rhythmus haben.[85] Deine Lichtmesser senden keine Bilder zum Gehirn, sondern leiten die Lichtstärke an eine ganz bestimmte Stelle weiter, an den sogenannten suprachiasmatischen Nukleus. Dieser Nukleus ist die Hauptuhr deines circadianen Rhythmus. Und wenn diese Hauptuhr in deinen Augen nicht richtig funktioniert, kann das eine Vielzahl von Konsequenzen haben. Darunter Schlafschwierigkeiten, Migräne oder jahreszeitlich bedingte Depressionen – oder eben auch, dass du keinen Schlaf-Wach-Rhythmus mehr hast.[86] Wir können also festhalten: Licht ist der größte Einflussfaktor für deine innere Uhr und somit auch eine der größten Stellschrauben für einen besseren Schlaf.

Nicht jedes Licht, sondern nur ganz bestimmtes Licht

Ich weiß, das klingt gerade alles noch sehr theoretisch, aber sobald diese Zusammenhänge einmal glasklar sind, wirst du topmotiviert sein, das Ganze auch im Alltag anzuwenden. Passend kommt noch ein entscheidendes Detail hinzu, denn interessanterweise reagieren die circadianen Lichtmesser in deinen Augen erst auf Lichtstärken ab 400 Lux.[87] Wie du auf der Skala unten siehst, entspricht das etwa einer hellen Bürobeleuchtung – was kein Zufall ist, denn du sollst bei der Arbeit schließlich nicht müde werden. Bevor wir zu den konkreten Praxistipps kommen, können wir also festhalten, dass Lichtquellen erst mal eine gewisse Helligkeit erreichen müssen, um überhaupt positiv oder negativ auf deinen circadianen Rhythmus einzuwirken.

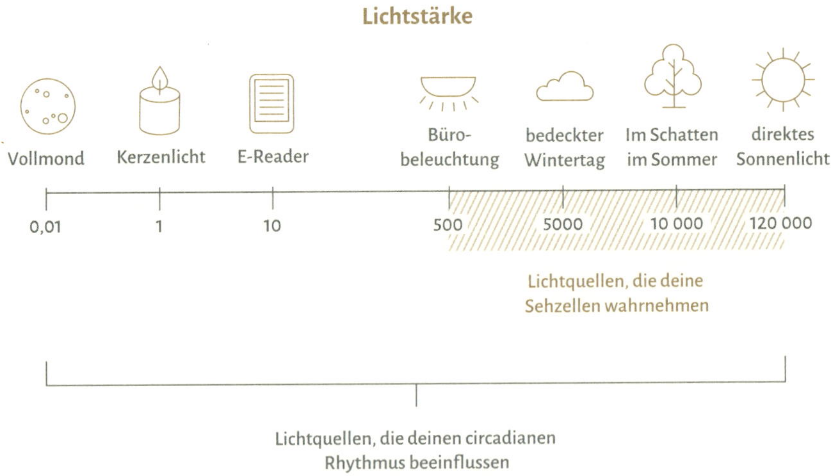

Wie wichtig nicht nur die Lichtstärke, sondern auch die Uhrzeit ist, kannst du ganz plastisch bei Blumen sehen, die sich bei Sonnenaufgang öffnen und bei Sonnenuntergang wieder schließen. Auch für uns Menschen wird ein gesunder Schlaf-Wach-Rhythmus vor allem durch das erste und das letzte Licht des Tages bestimmt. Die letzten 2,8 Millionen Jahre der Menschheitsgeschichte war dieser Taktgeber das natürliche Sonnenlicht. Seit etwa 1,5 Millionen Jahren mischt sich das Licht von Lagerfeuern hinzu und seit weniger als 100 Jahren das künstliche Licht von Fernsehern, Tablets und Smartphones. Da die letzten 100 Jahre eine evolutionäre Neuerung sind, an die wir uns noch nicht anpassen konnten, kann ein zu langer Aufenthalt in künstlich beleuchteten Innenräumen also durchaus dazu beitragen, dass unser Schlafrhythmus durcheinandergerät.

PRAXISTIPPS MORGENS

EIN HELLER START IST ZIEMLICH SMART

1. Das richtige Licht am Morgen vertreibt Kummer & Sorgen

Natürliches Licht so früh wie möglich am Tag ist der stärkste Reiz überhaupt, um tagsüber wacher zu sein und nachts besser ein- und durchzuschlafen. Das zeigen Hunderte wissenschaftliche Studien.[88] Die beiden Hormone Cortisol und Melatonin spielen dabei eine entscheidende Rolle, denn einmal jeden Morgen bekommst du einen großen, gesunden Cortisol-Schub, den du dir wie deinen körpereigenen Kaffeepott vorstellen kannst. Nur die richtige Menge Licht am Morgen gibt deinem Gehirn das Startsignal, um den Kaffee frisch aufzubrühen. Nach etwa 16 Stunden ist der Pott dann leer, und seine Wirkung erlischt. Genau dann mixt dein Körper einen Schlafcocktail mit der Hauptzutat Melatonin. Der Clou ist also das Timing, denn wenn du erst später am Tag die richtige Lichtdosis erhältst, füllt sich auch dein Cortisol-Pott erst später am Tag. Dadurch wird auch das müde machende Einschlafhormon Melatonin später in der Nacht ausgeschüttet, und so wird es schwieriger, einzuschlafen. Gönn dir also so früh wie möglich so viel natürliches Licht wie möglich. Dank neuester Forschung geht es sogar noch viel konkreter: Lass dich innerhalb der ersten 60 Minuten nach dem Aufstehen bzw. im Winter spätestens innerhalb der ersten Stunde nach Sonnenaufgang «wach leuchten», optimalerweise an der frischen Luft. Damit du diesen unfassbar wichtigen Tipp im Blick behältst, findest du dafür täglich eine kleine Erinnerung in deiner Tagesroutine.

Denn nur an einem wirklich sonnigen Tag genügt es, direkt am Fenster zu stehen. Bereits einen Meter vom Fenster entfernt kommen selbst bei klarem Sonnenschein nur noch etwa 15 Prozent Lichtstärke bei dir an. Frische Luft tut also nicht nur deiner Lunge, sondern auch deinen Augen gut – aber bitte nicht direkt in die Sonne schauen. Und wenn die Sonne mal nicht scheint: Selbst bei bewölktem Himmel hat das natürliche Licht – im Gegensatz zum künstlichen Licht bei dir zu Hause – immer noch einen wach machenden Effekt auf dich. Wie du im Bild auf Seite 114 siehst, hat selbst ein bewölkter Himmel die zehnfache Lichtstärke von einer sehr hellen Bürobeleuchtung. Grundsätzlich reichen an sonnigen Tagen schon fünf Minuten unter freiem Himmel aus, bei leichter Bewölkung zehn und bei dichten Wolken sollten es schon eher 20 Minuten sein.[89]

2. Fenster, Glühbirnen und (Sonnen-)Brillen … können deine Wachheit killen

Wie viel Licht deine Augen morgens ganz genau brauchen, variiert natürlich von Mensch zu Mensch, Ort zu Ort, Fensterbeschichtung zu Fensterbeschichtung … Wie zuvor schon angerissen, schlucken Wohnungsfenster viel Licht, aber auch Sonnenbrillen, teilweise auch Sehbrillen und Autofenster. Manchmal sogar so viel, dass deine circadianen Lichtmesser morgens erst gar nicht aktiv werden. Der weckende und gesunde Cortisolschub kommt dann nicht zustande. Also gönn dir dein natürliches Sonnenlicht ohne Brillen, Fenster & Co. zwischen dir und dem Himmel.

EIN DUNKLER ABGANG SORGT FÜR ENTSPANNTEN AUSKLANG

1. Gönn deinen empfindlichen Augen ein Schonprogramm

Während Lichtquellen wie Lampen, Laptop oder Smartphone morgens viel zu dunkel sind, um deinen circadianen Rhythmus auf optimale Wachheit zu trimmen, sind genau diese Lichtquellen paradoxerweise abends viel zu hell und stören deinen bevorstehenden Schlaf. Warum ist das so? Tatsächlich haben die Lichtmesser in deinen Augen im Laufe der Evolution eine verblüffende Fähigkeit entwickelt: Sie bereiten sich auf die Nacht, also auf die bevorstehende Dunkelheit, vor und werden lichtsensibler. Schließlich müssen sie in der Finsternis viel geringere Lichtreize einfangen, also erhöhen sie ihre Lichtempfindlichkeit auf ein Maximum. Wenn du also einen guten Beitrag für deine Schlafhygiene leisten willst, musst du deinen Cortisolspiegel herunterfahren und deinen Melatoninspiegel erhöhen. Deshalb empfiehlt es sich, in den letzten 90 Minuten vor dem Schlafen weitgehend auf Bildschirmlicht zu verzichten. Also lass deinen Tag lieber mit gemütlichem, gedämpftem Licht ausklingen, anstatt mit dem deiner elektronischen Geräte. Wenn dir der Alltag dazwischenkommt und du doch noch einmal an den Bildschirm musst (oder möchtest), sind Blaulicht-Blocker eine gute Alternative. Inzwischen kannst du sie auf den meisten Geräten über die Einstellungen «Augen schonen» oder «Night Shift» aktivieren oder eine entsprechende App herunterladen. Viele E-Reader haben diese Einstellung auch. Als Faustregel gilt: Je weiter weg die Displays von deinen Augen sind, desto besser.

2. Genieße deine letzten Minuten mal anders

Damit wären wir direkt wieder bei den «HIN-ZU-Bildern» von Seite 28. Denn «WEG-VON» künstlichem Licht vorm Schlafen ist gut, aber «HIN-ZU» etwas viel Schönerem ist noch besser. Da du ja gerade ein Buch in der Hand hältst, weißt du, wie viel Bücher zur abendlichen Entspannung beitragen können. Sie stecken voller Geschichten, Bildung, Inspiration, und ganz nebenbei reduzieren sie den Stresspegel um 68 Prozent.[90] Kein Wunder also, dass sie für die meisten Menschen kurz vorm Schlafen der perfekte Müdemacher sind.

Vielleicht liebst du, genau wie ich, diese andere tolle Alternative? Ein gutes Gespräch, vielleicht mit deinem Partner, von Angesicht zu Angesicht, bei dem ihr euch von eurem Tag erzählt und zuhört. Und selbst wenn du gerade niemanden zum Reden hast, kannst du die Ruhe genießen (und manchmal ist sogar ein Selbstgespräch sehr erhellend). Was auch immer deinen Abend beendet, am besten ist es natürlich, wenn du damit den Stress und die Sorgen von der Bettkante stoßen kannst. Die Abendroutine im *6-Minuten-Schlaftagebuch* ist darauf ausgelegt, dir genau dabei zu helfen. So bleibt die Matratze für schöne und entspannende Themen oder Vorfreude auf den nächsten Tag reserviert.

Wenn du jemals das Gefühl hast, dass etwas unmöglich ist, brauchst du nur eine gute Nachtruhe und eine frische Perspektive, die mit der Morgensonne aufkommt.

Unbekannt

DEINE ABEND-ROUTINE

... 3 Minuten für ein entspanntes und positives Tagesende.

Schreib deinen Kopf frei

... schreib alles raus und mach erst dann das Licht aus.

Gute Gedanken machen einen guten Schlaf. Vor dem Schlafengehen sind negative und stressige Gedanken fehl am Platz, denn sie führen zur Ausschüttung von Hormonen, die dich wacher machen, und zur Unterdrückung der Hormone, die dich einschlafen lassen. Daher ist die Abendroutine im *6-Minuten-Schlaftagebuch* so gestaltet, dass du deinen Kopf von belastenden Gedanken befreist und im Anschluss mit Vorfreude füllst. Aber eins nach dem anderen, widmen wir uns erst mal deinem freien Kopf:

Du musst noch die ellenlange Mail an den Kunden formulieren, die Spülmaschine reparieren, endlich den Zahnarzt-Termin vereinbaren und die Rede für Mamas Geburtstag schreiben? Sicherlich kennst du das Gefühl, wenn unerledigte Aufgaben im Gedächtnis herumgeistern, dich nachts um den Schlaf bringen und direkt nach dem Aufstehen fröhlich weiter durch deine Gedankenwelt spuken. Diese geistige Anspannung entspringt einer Abneigung gegen unabgeschlossene Dinge, die tief in unseren Genen verwurzelt ist. Unser Gehirn hat sich knapp drei Millionen Jahre lang ohne den Einfluss von Stift, Papier und Smartphones entwickelt. Kein Wunder also, dass es unerledigte Dinge nicht loslassen möchte, denn sonst würden sie sofort verloren gehen.[91]

Dein Gehirn ist dazu da, Ideen zu haben, und nicht dafür, Ideen zu halten. Dein Gehirn ist kein Speichergerät, sondern ein Denkapparat.

David Allen

Auf der einen Seite stellt unser Gehirn durch das mulmige Gefühl sicher, dass wir nicht alles direkt wieder vergessen. Auf der anderen Seite entzieht es uns dadurch aber auch permanent mentale Kraft und verhindert, dass wir nachts im Bett loslassen und einschlafen können. Passend dazu zeigen Studien, dass erledigte Aufgaben quasi sofort aus dem Gedächtnis gestrichen werden, während Unerledigtes bis zu 90 Prozent besser im Gedächtnis haftet.[92] Unser Gehirn spielt also all die Dinge, die wir nicht vergessen sollen, wieder und wieder ab, bis wir uns irgendwann darum kümmern. Da es unmöglich ist, immer alles sofort zu erledigen, können wir diesen geistigen Spannungskreislauf nur durchbrechen, indem wir die evolutionäre Nervensäge in unserem Kopf überlisten. Dafür brauchen wir tatsächlich nur Stift und Papier, denn erstaunlicherweise hat das Notieren von Aufgaben denselben Effekt, als hätten wir sie bereits erledigt.[93]

PRAXISTIPP

Schreib dich frei von Alltagslasten

In deiner dreiminütigen Abendroutine findest du einen Bereich, in dem du deine To-dos für den nächsten Tag aufschreiben und damit für eine erholsame Nacht loslassen kannst. Um der ewigen Ruhelosigkeit zu entkommen, ist übrigens nicht nur das Aufschreiben der Aufgaben, sondern auch das Sortieren nach Wichtigkeit, also das Priorisieren, hilfreich.[94] Sobald du weißt, was du morgen in welcher Reihenfolge machen willst, schaffst du beste Voraussetzungen für einen klaren Geist und einen entspannten Schlaf. Wenn dir das eine Ecke zu viel Aufwand ist, profitierst du aber schon vom bloßen unsortierten Aufschreiben.

Hol Ruhe herbei

... und der stressige Tag ist vorbei.

Ein sanfter Landeanflug ist ziemlich klug

Ein aufregender Film, eine hitzige Mail oder ein stressiges Gespräch, und danach direkt schlummern? Dein Schlaf ist leider kein Lichtschalter, den du von einer Sekunde auf die andere anknipsen kannst, sondern eher wie ein Flugzeug, das Zeit für die Landung benötigt. Die Abendroutine soll dir das Abschalten erleichtern und deinen Kopf befreien – für einen entspannten Landeanflug ins Reich der Träume. Guter Schlaf ist ein biologischer Prozess, der eingeleitet werden muss und dabei verschiedene Stufen durchläuft. Denn es braucht Zeit, um unseren Körper und unseren Geist herunterzufahren. Warum das so wichtig ist, davon können alle Eltern ein Lied singen. Wenn Kinder ohne beruhigendes Ritual wie zum Beispiel eine Gutenachtgeschichte direkt schlafen sollen, hüpfen sie eher in ihren Betten auf und ab, als an süße Träume zu denken. Runterkommen ist ein wichtiger Teil der Schlafhygiene, und auch wenn wir als Erwachsene vielleicht seltener in unseren Betten hüpfen, springen bei uns stattdessen noch die Gedanken des Tages im Kopf herum. Deshalb brauchen auch wir einen sanften Landeanflug als Übergang zwischen Alltag und einer ungestörten Nacht mit gutem Schlaf.

Mit dem Einschlafen ist es immer so eine Sache, wenn man nicht zuvor auch seine Gedanken geordnet nach Hause gebracht hat.

Thom Renzie

Alles, was dir guttut, tut auch deinem Schlaf gut

Ob Stress, Sorgen, aufregende Erlebnisse, die wir noch nicht verarbeitet haben, oder Aufgaben, die wir unbedingt erledigen müssen: Sie alle halten uns von der sanften Landung ins Kissen ab. In der Folge bleibt unser Nervensystem aktiv, treibt uns weiter an und setzt das wach machende Stresshormon Cortisol frei. Um den Sinkflug in den erholsamen Schlaf und eine ruhige Nacht einzuleiten, ist deshalb alles hilfreich, was unser Nervensystem beruhigt und positive Gefühle erzeugt. Aber wie geht das? Schlafforschende sind sich hierbei nur in einer Sache einig, und zwar dass es die eine perfekte Methode nicht gibt. Das kann sich extrem befreiend anfühlen, denn alles ist hilfreich, was dich – ja, genau dich und nur dich – beruhigt, entspannt und dir ein gutes Gefühl gibt. Alles hilft, was dir ein Gefühl von Geborgenheit oder Unbekümmertheit gibt und deinen Körper und dein Gehirn dazu einlädt, den hektischen Alltag hinter dir zu lassen. Eine beruhigende Wirkung haben zum Beispiel Entspannungstechniken wie Meditation, Atemübungen oder autogenes Training. Es können aber auch ein paar Seiten eines guten Buchs sein, ein warmes Bad, Stricken oder Abendyoga, beruhigende Musik, ein entspannender Podcast oder ein Hörspiel aus deiner Kindheit, das dir das Gefühl gibt, sicher und sorglos zu sein. Deshalb solltest du auf Inhalte verzichten, die dich stressen oder allzu sehr anregen, sondern lieber etwas wählen, das dich beruhigt. Und an jedem Tag, an dem du die Abendroutine in diesem Buch ausfüllst, zahlst du auf deine innere Ruhe und damit auf einen besseren Schlaf ein.

Nur in einem ruhigen Teich spiegelt sich das Licht der Sterne.

Chinesisches Sprichwort

Ruhemomente am Tag sind das, was dein Schlaf gerne mag

Jeder von uns hat die gleiche Anzahl an Stunden pro Tag zur Verfügung. Es mangelt also nicht an Zeit per se, sondern wir verbringen einfach zu viel Zeit mit aufreibenden, stressigen Tätigkeiten und zu wenig mit Entspannung. Wenn wir unsere Tage jedoch ausschließlich mit To-dos füllen und uns nie Zeit zum Relaxen nehmen, erschweren wir uns bereits im Laufe des Tages einen sanften Landeanflug aufs Bett. Je intensiver du am Tag immer mal abschalten kannst, desto schneller und entspannter kannst du am Abend auch einschlafen. Schließlich musst du dein Stresslevel nicht erst zu später Stunde auf der Couch senken, sondern hast dafür bereits zwischendurch immer mal wieder gesorgt. Wenn du von jetzt an regelmäßig deine ganz individuellen Momente unter «Ruhe herbei» in deine Abendroutine im Praxisteil dieses Buches einträgst, weißt du, dass du bereits im Laufe des Tages deinen Autopiloten auf deinen Zielflughafen eingestellt hast. Egal, ob entspannen, entschleunigen, chillen, grillen, philosophieren oder fantasieren: «Ruhe herbei» bedeutet alles, was dir ein entspanntes Gefühl gibt. Du machst proaktiv Dinge, die dir guttun und Abstand vom Trubel des Tages verschaffen. Sei es der Spaziergang um den Block, Lesen im Park, Selbstgespräche beim Tee, Tauchübungen in der Badewanne, ein Kinobesuch oder ein paar Dehnübungen – nicht nur die letzten 30 Minuten deines Landeanflugs sind entscheidend, sondern auch die Zeit davor bestimmt, ob du besser ein- und durchschläfst.

Vorfreude

... ein freudiger Ausblick gibt deinem Schlaf den richtigen Kick.

Ich weiß noch ganz genau, wie meine Familie mit einem Wohnmobil nach Disneyland fahren wollte, als ich acht Jahre alt war. Als ich davon erfuhr, plante ich mit einem dicken Grinsen im Gesicht über Wochen bis ins kleinste Detail, welche Kuscheltiere ich mitnehmen, mit welchen Attraktionen ich fahren und welche Charaktere ich sehen will. Die pure Vorfreude war für mich am Ende mindestens genauso schön wie später das Achterbahnfahren, das Autogramm von Mickey Mouse und die berühmte Disney Parade. Was ich damals schon intuitiv gespürt, gelebt und genossen habe, ist der unglaublich positive Effekt der Vorfreude.

Da Vorfreude angeblich die schönste Freude ist, wollte ein Doktorand der Cornell Universität in einem Experiment herausfinden, ob Vorfreude immer gleich wirkt. Er bat die Hälfte der 97 Teilnehmenden, sich vorzustellen, Geld für ein Erlebnis auszugeben, z. B. für einen Urlaub oder ein Konzert. Die andere Hälfte sollte sich vorstellen, Geld für materielle Dinge auszugeben, z. B. für einen neuen Laptop oder schicke Schuhe. Im Anschluss bewerteten sie, ob der Kauf sie ungeduldig machte oder freudig stimmte. Das Ergebnis war eindeutig: Obwohl die gekauften Dinge preislich nah beieinanderlagen, fühlte sich die Vorfreude bei Erlebniskäufen positiver, intensiver und purer als bei materiellen Käufen an.[95] Eine weitere Studie konnte herausfinden, dass die Wirkung von Vorfreude wächst, wenn wir den Grund der Freude durch eigene Leistungen herbeiführen oder uns auf zwischenmenschliche Begegnungen freuen.[96]

PRAXISTIPP

Mit Vorfreude ins Land der Träume

Was bedeutet das nun für die praktische Anwendung? Da Vorfreude – ähnlich wie Dankbarkeit – eine starke Wirkung auf das Gehirn hat, machst du dir diesen Effekt in deiner *6-Minuten-Routine* zunutze. Zum sanften Abschluss des Tages und für einen entspannten Übergang in den Schlaf reflektierst du täglich als Allerletztes, worauf du dich am nächsten Tag besonders freust. Der Gedanke an etwas Schönes in der Zukunft, egal, wie groß oder klein, setzt Glücksgefühle in dir frei, und genau diese Emotionen begleiten dich anschließend in den Schlaf.

Achtung, auch bei der Vorfreude gilt: Fühle unbedingt, was du schreibst. Genau wie bei der Dankbarkeit verankern sich bei der Vorfreude die positiven Emotionen erst im Gehirn, wenn du sie für mindestens 10 Sekunden in der Tiefe fühlst. Versetze dich mental also wirklich in den Moment, auf den du dich morgen freust – stell ihn dir am besten kurz konkret vor: Was hast du an? Wer ist mit dabei? Wo bist du? Wie fühlst du dich? …

DEIN SCHLAF-TAGEBUCH

… deine 6-Minuten-Routine für einen besseren Schlaf.

Monatsroutine Monat: ....

Fokus & Konzentration	1	2	3	4	5	6	7	8	9	10
Ruhe & Gelassenheit	1	2	3	4	5	6	7	8	9	10
Kreativität	1	2	3	4	5	6	7	8	9	10
Produktivität	1	2	3	4	5	6	7	8	9	10
Achtsamkeit	1	2	3	4	5	6	7	8	9	10
Lebensfreude	1	2	3	4	5	6	7	8	9	10
Motivation & Energie	1	2	3	4	5	6	7	8	9	10
Ausdauer & Disziplin	1	2	3	4	5	6	7	8	9	10
Kraft	1	2	3	4	5	6	7	8	9	10
Gesundheit	1	2	3	4	5	6	7	8	9	10
Gedanken & Emotionen	1	2	3	4	5	6	7	8	9	10
	1	2	3	4	5	6	7	8	9	10
	1	2	3	4	5	6	7	8	9	10

ERKENNTNISSE & IDEEN

Wie sieht es in deinen zwei Fokusbereichen aus? Was hat sich verändert?
Wie wirkt sich die Veränderung auf deinen Schlaf aus?

1. Lebensbereich:

....
....
....
....
....
....

2. Lebensbereich:

....
....
....
....
....
....

Der Schlaf ist wie eine Taube: Streckt man die Hand ruhig aus, setzt sie sich darauf; greift man nach ihr, fliegt sie fort.

Paul Charles Dubois

Wochenroutine

MEIN GEWOHNHEITS-TRACKER – *Für mehr Inspiration schau auf S. 98–99*

	M	D	M	D	F	S	S
1	○	○	○	○	○	○	○
2	○	○	○	○	○	○	○
3	○	○	○	○	○	○	○
4	○	○	○	○	○	○	○
5	○	○	○	○	○	○	○

NOTIZEN & IDEEN

M D M D F S S ....

Inspiration zum Ausfüllen findest du auf S. 104–105 und 110–111.

Ich bin dankbar für ...

MEIN SCHLAF

So habe ich diese Nacht geschlafen:

Diese guten Erkenntnisse ziehe ich daraus:

IN DEN ERSTEN 60 MINUTEN: Schon **natürliches Licht** getankt?

Das Glück deines Lebens hängt von der Beschaffenheit deiner Gedanken ab.

Marc Aurel

Gewohnheits-Tracker genutzt?

KOPF FREI

Meine wichtigsten To-dos morgen:

RUHE HERBEI

So habe ich für Entspannung gesorgt:

Darauf freue ich mich morgen besonders ...

M D M D F S S ....

Ich bin dankbar für ...

MEIN SCHLAF

So habe ich diese Nacht geschlafen:

Diese guten Erkenntnisse ziehe ich daraus:

IN DEN ERSTEN 60 MINUTEN:
Schon **natürliches Licht** getankt?

Schlaf ist die beste Meditation.

Dalai Lama

Gewohnheits-Tracker genutzt?

KOPF FREI

Meine wichtigsten To-dos morgen:

RUHE HERBEI

So habe ich für Entspannung gesorgt:

Darauf freue ich mich morgen besonders ...

M D M D F S S ....

Ich bin dankbar für ...

MEIN SCHLAF

So habe ich diese Nacht geschlafen:

Diese guten Erkenntnisse ziehe ich daraus:

IN DEN ERSTEN 60 MINUTEN: Schon **natürliches Licht** getankt?

Ich wäre gerne die, die vor dem Frühstück schon Yoga macht oder joggt. Aber ich bin die, die halb bewusstlos Kaffee macht und atmet.

Unbekannt

Gewohnheits-Tracker genutzt?

KOPF FREI

Meine wichtigsten To-dos morgen:

RUHE HERBEI

So habe ich für Entspannung gesorgt:

Darauf freue ich mich morgen besonders ...

M D M D F S S ....

Ich bin dankbar für ...

MEIN SCHLAF

So habe ich diese Nacht geschlafen:

Diese guten Erkenntnisse ziehe ich daraus:

IN DEN ERSTEN 60 MINUTEN: Schon **natürliches Licht** getankt?

Die modernen Menschen werden nicht mit der Peitsche, sondern mit Terminen geschlagen.

Telly Savalos

Gewohnheits-Tracker genutzt?

KOPF FREI

Meine wichtigsten To-dos morgen:

RUHE HERBEI

So habe ich für Entspannung gesorgt:

Darauf freue ich mich morgen besonders ...

M D M D F S S ....

Ich bin dankbar für ...

MEIN SCHLAF

So habe ich diese Nacht geschlafen:

Diese guten Erkenntnisse ziehe ich daraus:

IN DEN ERSTEN 60 MINUTEN: Schon **natürliches Licht** getankt?

Nur ein ruhendes Gewässer wird wieder klar.
Tibetisches Sprichwort

Gewohnheits-Tracker genutzt?

KOPF FREI

Meine wichtigsten To-dos morgen:

RUHE HERBEI

So habe ich für Entspannung gesorgt:

Darauf freue ich mich morgen besonders ...

M D M D F S S ....

Ich bin dankbar für ...

MEIN SCHLAF

So habe ich diese Nacht geschlafen:

Diese guten Erkenntnisse ziehe ich daraus:

IN DEN ERSTEN 60 MINUTEN:

Schon **natürliches Licht** getankt?

Gesundheit kann nur von innen organisiert werden.

Sadhguru

Gewohnheits-Tracker genutzt?

KOPF FREI

Meine wichtigsten To-dos morgen:

RUHE HERBEI

So habe ich für Entspannung gesorgt:

Darauf freue ich mich morgen besonders ...

M D M D F S S ....

Ich bin dankbar für ...

MEIN SCHLAF

So habe ich diese Nacht geschlafen:

Diese guten Erkenntnisse ziehe ich daraus:

IN DEN ERSTEN 60 MINUTEN:

Schon **natürliches Licht** getankt?

Gefühle kommen und gehen wie Wolken am Himmel. Das achtsame Atmen ist mein Anker im Hier und Jetzt.

Thich Nhat Hanh

Gewohnheits-Tracker genutzt?

KOPF FREI

Meine wichtigsten To-dos morgen:

RUHE HERBEI

So habe ich für Entspannung gesorgt:

Darauf freue ich mich morgen besonders ...

Deine erste Woche

... der erste Meilenstein ist geschafft!

Glückwunsch! Du hast die erste Woche mit deinem neuen *6-Minuten-Schlaftagebuch* gemeistert. Hattest du bereits Erkenntnisse oder Aha-Momente zu deinen aktuellen Schlafgewohnheiten? Oder brauchst du noch ein bisschen, um mit deiner neuen Routine warm zu werden? Das ist ganz normal, denn du lernst dich und deinen Schlaf aus einer neuen Perspektive kennen. Genaue Beobachtungen und ehrliche Reflexion wollen geübt sein – Bambis erste Gehversuche waren schließlich auch wackelig, und trotzdem haben wir ihn lieb.

Ganz unabhängig davon, wie du in den letzten 7 Tagen geschlafen hast: Der wichtigste Schritt – überhaupt mit einer neuen Routine zu beginnen – ist getan, darauf kannst du bereits stolz sein. Da kleine Erfolge viel zu selten gefeiert werden, nutze diesen Moment: Klopfe dir einfach mal auf die Schulter und schreibe dir hier ein paar nette Worte:

....

....

Wie du vielleicht schon gemerkt hast, kann es ganz schön anstrengend sein, eine neue Routine aufzubauen – aber das sind nur Wachstumsschmerzen. Halte dir vor Augen, dass Veränderung oftmals mit etwas Mühe einhergeht und nachhaltiger Fortschritt eben seine Zeit braucht. Das Zauberwort für die nächsten Wochen lautet: *Dranbleiben*. Und um dein Dranbleiben zu unterstützen, hier eine Frage, die deine Ehrlichkeit fordert: Was könnte dich in den nächsten Wochen davon abhalten, dieses Schlaftagebuch regelmäßig zu nutzen?

....

....

Schreib dir konkrete Maßnahmen auf, mit denen du diese Hürde umgehst und überwindest:

....

....

....

....

....

....

....

....

Gebt den Leuten mehr Schlaf – und sie werden wacher sein, wenn sie wach sind.

Kurt Tucholsky

Wochenroutine

MEIN GEWOHNHEITS-TRACKER

	M	D	M	D	F	S	S
1	○	○	○	○	○	○	○
2	○	○	○	○	○	○	○
3	○	○	○	○	○	○	○
4	○	○	○	○	○	○	○
5	○	○	○	○	○	○	○

NOTIZEN & IDEEN

M D M D F S S ....

Ich bin dankbar für ...

MEIN SCHLAF

So habe ich diese Nacht geschlafen:

Diese guten Erkenntnisse ziehe ich daraus:

IN DEN ERSTEN 60 MINUTEN:
Schon **natürliches Licht** getankt?

Gesundheit ist nicht alles,
aber ohne Gesundheit ist alles nichts.
Arthur Schopenhauer

Gewohnheits-Tracker genutzt?

KOPF FREI

Meine wichtigsten To-dos morgen:

RUHE HERBEI

So habe ich für Entspannung gesorgt:

Darauf freue ich mich morgen besonders ...

M D M D F S S ....

Ich bin dankbar für ...

MEIN SCHLAF

So habe ich diese Nacht geschlafen:

Diese guten Erkenntnisse ziehe ich daraus:

IN DEN ERSTEN 60 MINUTEN: Schon **natürliches Licht** getankt?

Die Dankbarkeit ist das Gedächtnis des Herzens.

Susanne Grem

Gewohnheits-Tracker genutzt?

KOPF FREI

Meine wichtigsten To-dos morgen:

RUHE HERBEI

So habe ich für Entspannung gesorgt:

Darauf freue ich mich morgen besonders ...

M D M D F S S ……………………

Ich bin dankbar für …

MEIN SCHLAF

So habe ich diese Nacht geschlafen:

Diese guten Erkenntnisse ziehe ich daraus:

IN DEN ERSTEN 60 MINUTEN: Schon **natürliches Licht** getankt?

Ich wundere mich, dass man für Träume
noch nichts zahlen muss. Träume sind ja eine Art
Fernsehen im Schlaf.

Alberto Sordi

Gewohnheits-Tracker genutzt?

KOPF FREI

Meine wichtigsten To-dos morgen:

RUHE HERBEI

So habe ich für Entspannung gesorgt:

Darauf freue ich mich morgen besonders …

M D M D F S S ....

Ich bin dankbar für ...

MEIN SCHLAF

So habe ich diese Nacht geschlafen:

Diese guten Erkenntnisse ziehe ich daraus:

IN DEN ERSTEN 60 MINUTEN: Schon **natürliches Licht** getankt?

Der Weg zu allem Großen geht durch die Stille.

Friedrich Nietzsche

Gewohnheits-Tracker genutzt?

KOPF FREI

Meine wichtigsten To-dos morgen:

RUHE HERBEI

So habe ich für Entspannung gesorgt:

Darauf freue ich mich morgen besonders ...

M D M D F S S ....

Ich bin dankbar für ...

MEIN SCHLAF

So habe ich diese Nacht geschlafen:

Diese guten Erkenntnisse ziehe ich daraus:

IN DEN ERSTEN 60 MINUTEN: Schon **natürliches Licht** getankt?

Gelassenheit ist eine anmutige Form des Selbstbewusstseins.

Marie von Ebner-Eschenbach

Gewohnheits-Tracker genutzt?

KOPF FREI

Meine wichtigsten To-dos morgen:

RUHE HERBEI

So habe ich für Entspannung gesorgt:

Darauf freue ich mich morgen besonders ...

M D M D F S S ....

Ich bin dankbar für ...

MEIN SCHLAF

So habe ich diese Nacht geschlafen:

Diese guten Erkenntnisse ziehe ich daraus:

IN DEN ERSTEN 60 MINUTEN:

Schon **natürliches Licht** getankt?

Aus der Perspektive der Meditation ist jeder Zustand ein besonderer Zustand und jeder Moment ein besonderer Moment.

Jon Kabat-Zinn

Gewohnheits-Tracker genutzt?

KOPF FREI

Meine wichtigsten To-dos morgen:

RUHE HERBEI

So habe ich für Entspannung gesorgt:

Darauf freue ich mich morgen besonders ...

M D M D F S S ....

Ich bin dankbar für ...

MEIN SCHLAF

So habe ich diese Nacht geschlafen:

Diese guten Erkenntnisse ziehe ich daraus:

IN DEN ERSTEN 60 MINUTEN: Schon **natürliches Licht** getankt?

Ich liebe Schlaf. Es ist wie eine Zeitreise zum Frühstück.
Unbekannt

Gewohnheits-Tracker genutzt?

KOPF FREI

Meine wichtigsten To-dos morgen:

RUHE HERBEI

So habe ich für Entspannung gesorgt:

Darauf freue ich mich morgen besonders ...

Immer schön cool bleiben

... und den Schlaf in neue Sphären treiben.

Schäfchen zählen, zum zehnten Mal die beruhigende Atemübung machen oder vielleicht auch einfach nur den wenigen verbleibenden Schlafstunden beim Dahinschmelzen zusehen ... Wenn wir nicht schlafen können, kommen wir manchmal auf die verschiedensten Ideen. Wahrscheinlich hast du noch nicht daran gedacht, dich in einen Neoprenanzug einzumummeln, um deiner Schlafqualität auf die Sprünge zu helfen. Auf solche Gedanken kommen in der Regel nur neugierige Forscherinnen und Wissenschaftler. Was auf den ersten Blick vielleicht noch für Stirnrunzeln sorgt, wird jedoch schnell verständlicher, wenn wir einen Schritt zurück zur (Schlaf-)Theorie gehen:

Dein innerer Coolnessfaktor

Wenn wir einschlafen wollen und nicht können, kann das an einem Faktor liegen, zu dem ein Neoprenanzug gleich viel besser passt: der Wärmeregulation. Sowohl in unserem Körper als auch in unserem Schlafzimmer hat die richtige Temperatur massiven Einfluss auf unseren Schlaf. Damit wir besser einschlafen und tiefer durchschlafen, müssen Gehirn und Kör-

Einen Vorsprung im Leben hat, wer da anpackt, wo die anderen erst einmal reden.

John F. Kennedy

per die Kerntemperatur um etwa 1 Grad Celsius verringern. Bei Menschen mit Insomnie, also chronischen Schlafstörungen, ist dieser Mechanismus oft gestört, aber bei gesunden Menschen funktioniert er ziemlich zuverlässig. Selbst wenn du gänzlich von Licht und Zeit abgeschnitten wärst, würde dein Körper irgendwann automatisch ein Gefühl von Müdigkeit schicken und die Temperatur senken, um den Schlaf einzuleiten.[97]

Warm up to cool down

Kommen wir also zum Experiment mit dem Neoprenanzug. Genau genommen war es kein richtiger Neoprenanzug, sondern ein Ganzkörper-Temperatur-Schlafanzug, der einem Neoprenanzug verdächtig ähnlich sieht. Der niederländische Schlafforscher Prof. Dr. Eus van Someren hat Teilnehmende seiner Studien in genau solche gesteckt und dann gemessen, was passiert, wenn man verschiedene Körperteile gleichzeitig erwärmt. Und siehe da: Es gab direkt signifikante Effekte, als er Hände und Füße der Teilnehmenden um lediglich 0,4 Grad erwärmte. 20 Prozent der Teilnehmenden schliefen schneller ein als normalerweise, dazu zählten auch Menschen, die sonst überhaupt keine Probleme mit dem Einschlafen hatten.[98] Durch das Erwärmen der Extremitäten steigt das Blut an die Hautoberfläche (diesen Effekt kennst du aus der Sauna, wenn du ein rotes Gesicht bekommst). Das wiederum senkt die Kerntemperatur des Körpers, weil jetzt die Wärme zur Hautoberfläche transportiert wird. Und schon ist es so weit, der schönste positive Effekt tritt auf, und wir schlafen schneller ein. Für deinen Schlaf gilt also: Warm up to cool down.

Von der Sahara bis zum Nordpol

Auch deine Zimmertemperatur spielt für besseren Schlaf eine entscheidende Rolle. Du kennst sicherlich diese heißen Sommernächte, in denen du kein Auge zutust – und zwar nicht, weil irgendetwas zwischenmenschlich Heißes dir den Schlaf raubt, sondern wegen der Sahara-Temperaturen in deinem Zimmer. Das ist kein Wunder, denn je wärmer die Umgebung ist, desto schlechter schläfst du ein und durch. Unser Körper muss bei warmen Temperaturen deutlich mehr arbeiten, um seine Körperkerntemperatur herunterzufahren und dann stabil zu halten. Deswegen gilt die Faustregel: Je kühler deine Schlafumgebung ist, desto besser. Doch erklären wir alles noch einmal einen Schritt konkreter:

PRAXISTIPPS

1. Kühle Räume schenken die schönsten Träume

Die perfekte Schlafzimmertemperatur gibt es nicht. Dafür sind wir Menschen zu unterschiedlich. Insgesamt besteht aber Einigkeit in der Wissenschaft, dass Temperaturen zwischen 16 und 19 Grad im Idealbereich liegen. Was genau deine Wohlfühltemperatur ist, kannst du am besten selbst ausprobieren. Mit dem *6-Minuten-Schlaftagebuch* kannst du auch festhalten, wie gut du bei welcher Temperatur schläfst, und deine Wohlfühltemperatur in deine Liste der guten Gewohnheiten mit aufnehmen (siehe Beispielseite der Wochenroutine auf S. 99). Tiefer als 16 Grad sollte sie allerdings nicht fallen. Nicht nur wegen Schimmelgefahr, sondern auch, weil deine Lunge sonst viel arbeiten muss. Sauerstoff ist zudem dein bester Schlafstoff. Lüfte abends dein Zimmer mindestens zehn Minuten, bevor du ins Bett gehst, gut durch. Wenn Wetter und Geräuschpegel es erlauben, lass dein Fenster am besten direkt offen, aber achte darauf, dass kein Durchzug entsteht.

2. Schlafend durch die Jahreszeiten gleiten

An heißen Tagen gilt: morgens und abends Fenster auf, tagsüber Fenster geschlossen halten und die Räume abdunkeln. Ein Laken oder ein dünnes Tuch eignen sich in heißen Nächten auch besser zum Zudecken als eine normale Bettdecke. Wenn möglich, sollte das Material aus Baumwolle, Seide oder Leinen bestehen, da diese Stoffe die größten Kühleffekte haben. Außerdem lohnt sich der Blick auf die Matratze, viele haben nämlich eine Sommer- und eine Winterseite.

Für Wintertage gilt: Auch wenn die Versuchung groß ist und du eher eine kleine Frostbeule bist – drehe die Heizung lieber nicht zu hoch und nimm stattdessen eine Wärmflasche mit ins Bett. Die Luftfeuchtigkeit im Schlafzimmer sollte zwischen 30 bis 50 Prozent liegen. Du kannst sie mit einem sogenannten Hygrometer messen (gibt es in jedem Baumarkt) und dir ggf. einen Luftbefeuchter besorgen. Falls dir das zu viel Technik im Schlafzimmer ist, stell einfach ein paar schöne Pflanzen um dich herum wie zum Beispiel eine Bogenhanf-Pflanze oder eine Grünlilie. Die sehen nicht nur gut aus, sondern erhöhen auch auf natürliche Weise die Luftfeuchtigkeit. Wie überraschend wichtig deine Schlafzimmergestaltung ist, kannst du übrigens auf Seite 226 noch mal nachlesen.

3. Lass Socken deinen Schlaf rocken

Da die meisten von uns wahrscheinlich keinen Neoprenanzug zu Hause haben, gibt es zum Glück eine ganz einfache Alternative, um die Temperatur von Händen und Füßen zu regulieren: Socken. Deine Extremitäten stellen in deiner Temperaturregulation nämlich eine «kritische Zone» dar.[99] Deshalb können Omis Socken deinen Schlaf so richtig rocken. Wenn Socken nicht reichen, können in bitterkalten Nächten zur Not sogar Handschuhe helfen. Gegen einen entspannten Saunagang am Abend ist – unabhängig von den Jahreszeiten – auch nichts einzuwenden. Ganz im Gegenteil: Genauso wie ein schönes heißes Bad oder eine Dusche am Abend hilft auch Schwitzen in der Sauna, um dein Blut an die Oberfläche zu führen und deine Temperaturregulation somit sanft in Richtung Kopfkissen zu führen.

Wochenroutine

MEIN GEWOHNHEITS-TRACKER

	M	D	M	D	F	S	S
1	○	○	○	○	○	○	○
2	○	○	○	○	○	○	○
3	○	○	○	○	○	○	○
4	○	○	○	○	○	○	○
5	○	○	○	○	○	○	○

NOTIZEN & IDEEN

M D M D F S S ....

Ich bin dankbar für ...

MEIN SCHLAF

So habe ich diese Nacht geschlafen:

Diese guten Erkenntnisse ziehe ich daraus:

IN DEN ERSTEN 60 MINUTEN: Schon **natürliches Licht** getankt?

Wer zu spät zu Bett geht und früh herausmuss, weiß, woher das Wort Morgengrauen kommt.

Robert Lembke

Gewohnheits-Tracker genutzt?

KOPF FREI

Meine wichtigsten To-dos morgen:

RUHE HERBEI

So habe ich für Entspannung gesorgt:

Darauf freue ich mich morgen besonders ...

M D M D F S S ....

Ich bin dankbar für ...

MEIN SCHLAF

So habe ich diese Nacht geschlafen:

Diese guten Erkenntnisse ziehe ich daraus:

IN DEN ERSTEN 60 MINUTEN:
Schon **natürliches Licht** getankt?

Leben wird nicht gemessen an der Zahl von Atemzügen, die wir nehmen; sondern an den Momenten, die uns den Atem nehmen.

Maya Angelou

Gewohnheits-Tracker genutzt?

KOPF FREI

Meine wichtigsten To-dos morgen:

RUHE HERBEI

So habe ich für Entspannung gesorgt:

Darauf freue ich mich morgen besonders ...

M D M D F S S ....

Ich bin dankbar für ...

MEIN SCHLAF

So habe ich diese Nacht geschlafen:

Diese guten Erkenntnisse ziehe ich daraus:

IN DEN ERSTEN 60 MINUTEN:
Schon **natürliches Licht** getankt?

Wer dankbar und zufrieden ist, hat mehr von dem, was er hat.

Ernst Ferstl

Gewohnheits-Tracker genutzt?

KOPF FREI

Meine wichtigsten To-dos morgen:

RUHE HERBEI

So habe ich für Entspannung gesorgt:

Darauf freue ich mich morgen besonders ...

M D M D F S S ....

Ich bin dankbar für ...

MEIN SCHLAF

So habe ich diese Nacht geschlafen:

Diese guten Erkenntnisse ziehe ich daraus:

IN DEN ERSTEN 60 MINUTEN:

Schon **natürliches Licht** getankt?

Pausen sind die Löcher im Käse des Lebens.

Waltraud Puzicha

Gewohnheits-Tracker genutzt?

KOPF FREI

Meine wichtigsten To-dos morgen:

RUHE HERBEI

So habe ich für Entspannung gesorgt:

Darauf freue ich mich morgen besonders ...

M D M D F S S ....

Ich bin dankbar für ...

MEIN SCHLAF

So habe ich diese Nacht geschlafen:

Diese guten Erkenntnisse ziehe ich daraus:

IN DEN ERSTEN 60 MINUTEN:
Schon **natürliches Licht** getankt?

Um ruhig zu sein, muß der Mensch nicht denken, sondern träumen.

Johann Jakob Engel

Gewohnheits-Tracker genutzt?

KOPF FREI

Meine wichtigsten To-dos morgen:

RUHE HERBEI

So habe ich für Entspannung gesorgt:

Darauf freue ich mich morgen besonders ...

M D M D F S S ....

Ich bin dankbar für ...

MEIN SCHLAF

So habe ich diese Nacht geschlafen:

Diese guten Erkenntnisse ziehe ich daraus:

IN DEN ERSTEN 60 MINUTEN:

Schon **natürliches Licht** getankt?

Wenn wir wirklich lebendig sind, ist alles, was wir tun oder spüren, ein Wunder. Achtsamkeit zu üben bedeutet, zum Leben im gegenwärtigen Augenblick zurückzukehren.

Thich Nhat Hanh

Gewohnheits-Tracker genutzt?

KOPF FREI

Meine wichtigsten To-dos morgen:

RUHE HERBEI

So habe ich für Entspannung gesorgt:

Darauf freue ich mich morgen besonders ...

M D M D F S S ....

Ich bin dankbar für ...

MEIN SCHLAF

So habe ich diese Nacht geschlafen:

Diese guten Erkenntnisse ziehe ich daraus:

IN DEN ERSTEN 60 MINUTEN:

Schon **natürliches Licht** getankt?

Es gibt Wichtigeres im Leben, als beständig dessen Geschwindigkeit zu erhöhen.

Mahatma Gandhi

Gewohnheits-Tracker genutzt?

KOPF FREI

Meine wichtigsten To-dos morgen:

RUHE HERBEI

So habe ich für Entspannung gesorgt:

Darauf freue ich mich morgen besonders ...

Drei Wochen

... höchste Zeit, dich selbst zu feiern!

Wenn du bis hierhin gekommen bist, kannst du davon ausgehen, dass du nachhaltig daran interessiert bist, deinen Schlaf auf das nächste Level zu bringen – Gratulation, du kommst deinem schwarzen Gürtel in guten Schlafgewohnheiten immer näher!

Daher ist es wieder so weit: Zeit, dich ein bisschen selbst zu feiern und stolz auf dich zu sein! Atme Erfüllung ein und Zweifel aus. Gönn deinem inneren Skeptiker eine Auszeit und nutze dein Bett ausnahmsweise mal kurz als Trampolin.

Ein Ausfall ist kein Reinfall

Da du auch nur ein Mensch bist, kann es durchaus passieren, dass du dein Schlaftagebuch mal ein paar Tage lang nicht nutzt. Wenn dir das passiert, empfiehlt es sich, die Finger vom Alles-oder-Nichts-Ansatz zu lassen, da dieser oftmals keinen Fortschritt produziert, sondern nur ein schlechtes Gewissen nach sich zieht.

Nur wer sein Ziel kennt, findet den Weg.

Laotse

Statt dich schlecht zu fühlen oder sogar ganz aufzugeben, gehe in dich und rufe dir dein WARUM in Erinnerung: Warum möchtest du besser schlafen? (Siehe S. 95) Genau darin findest du die Antriebskraft, um dein Ziel auch wirklich zu erreichen! Wenn es dir hilft, dann erlaube dir auf dem Weg mehr Leichtigkeit. Vielleicht beantwortest du ein paar Wochen nur deine Lieblingsfragen oder füllst die Tagesroutine komplett abends aus, falls du morgens doch keine Zeit findest. Passe das Schlaftagebuch an deine Bedürfnisse an und gestatte dir, zeitweise etwas weniger zu tun, um danach wieder zu deiner üblichen *6-Minuten-Routine* zurückzufinden.

Wer morgens
zerknittert aufwacht,
kann sich tagsüber
besser entfalten …

Unbekannt

Wochenroutine

MEIN GEWOHNHEITS-TRACKER

	M	D	M	D	F	S	S
1	○	○	○	○	○	○	○
2	○	○	○	○	○	○	○
3	○	○	○	○	○	○	○
4	○	○	○	○	○	○	○
5	○	○	○	○	○	○	○

NOTIZEN & IDEEN

M D M D F S S ....

Ich bin dankbar für ...

MEIN SCHLAF

So habe ich diese Nacht geschlafen:

Diese guten Erkenntnisse ziehe ich daraus:

IN DEN ERSTEN 60 MINUTEN: Schon **natürliches Licht** getankt?

Das Lesen im Bett zeugt von völliger Hingabe an die Kunst:
Man überlässt es dem Dichter, wann man einschläft.

Ernst R. Hauschka

Gewohnheits-Tracker genutzt?

KOPF FREI

Meine wichtigsten To-dos morgen:

RUHE HERBEI

So habe ich für Entspannung gesorgt:

Darauf freue ich mich morgen besonders ...

M D M D F S S ....

Ich bin dankbar für ...

MEIN SCHLAF

So habe ich diese Nacht geschlafen:

Diese guten Erkenntnisse ziehe ich daraus:

IN DEN ERSTEN 60 MINUTEN:
Schon **natürliches Licht** getankt?

Die Kultur des Herzens beginnt
bei der Dankbarkeit.
Christa Meves

Gewohnheits-Tracker genutzt?

KOPF FREI

Meine wichtigsten To-dos morgen:

RUHE HERBEI

So habe ich für Entspannung gesorgt:

Darauf freue ich mich morgen besonders ...

M D M D F S S ....

Ich bin dankbar für ...

MEIN SCHLAF

So habe ich diese Nacht geschlafen:

Diese guten Erkenntnisse ziehe ich daraus:

IN DEN ERSTEN 60 MINUTEN: Schon **natürliches Licht** getankt?

Es heißt nicht mehr Schlaf, sondern herbeigesehnter Zustand völliger Entspannung ohne Denkhintergrund.
Unbekannt

Gewohnheits-Tracker genutzt?

KOPF FREI

Meine wichtigsten To-dos morgen:

RUHE HERBEI

So habe ich für Entspannung gesorgt:

Darauf freue ich mich morgen besonders ...

M D M D F S S ....

Ich bin dankbar für ...

MEIN SCHLAF

So habe ich diese Nacht geschlafen:

Diese guten Erkenntnisse ziehe ich daraus:

IN DEN ERSTEN 60 MINUTEN:

Schon **natürliches Licht** getankt?

Die Stille stellt keine Fragen, aber sie kann uns auf alles eine Antwort geben.

Ernst Ferstl

Gewohnheits-Tracker genutzt?

KOPF FREI

Meine wichtigsten To-dos morgen:

RUHE HERBEI

So habe ich für Entspannung gesorgt:

Darauf freue ich mich morgen besonders ...

M D M D F S S ....

Ich bin dankbar für ...

MEIN SCHLAF

So habe ich diese Nacht geschlafen:

Diese guten Erkenntnisse ziehe ich daraus:

IN DEN ERSTEN 60 MINUTEN:
Schon **natürliches Licht** getankt?

Statt zu sagen: Sitz nicht einfach nur da – tu irgendetwas, sollten wir das Gegenteil fordern: Tu nicht einfach irgendetwas – sitz nur da.
Thich Nhat Hanh

Gewohnheits-Tracker genutzt?

KOPF FREI

Meine wichtigsten To-dos morgen:

RUHE HERBEI

So habe ich für Entspannung gesorgt:

Darauf freue ich mich morgen besonders ...

M D M D F S S ....

Ich bin dankbar für ...

MEIN SCHLAF

So habe ich diese Nacht geschlafen:

Diese guten Erkenntnisse ziehe ich daraus:

IN DEN ERSTEN 60 MINUTEN: Schon **natürliches Licht** getankt?

Man kann die Zeit nicht anhalten – man kann nur in der Zeit anhalten.

Johanna Katzera

Gewohnheits-Tracker genutzt?

KOPF FREI

Meine wichtigsten To-dos morgen:

RUHE HERBEI

So habe ich für Entspannung gesorgt:

Darauf freue ich mich morgen besonders ...

M D M D F S S ....

Ich bin dankbar für ...

MEIN SCHLAF

So habe ich diese Nacht geschlafen:

Diese guten Erkenntnisse ziehe ich daraus:

IN DEN ERSTEN 60 MINUTEN: Schon **natürliches Licht** getankt?

Nichts verleiht mehr Überlegenheit, als ruhig und unbekümmert zu bleiben.

Thomas Jefferson

Gewohnheits-Tracker genutzt?

KOPF FREI

Meine wichtigsten To-dos morgen:

RUHE HERBEI

So habe ich für Entspannung gesorgt:

Darauf freue ich mich morgen besonders ...

Du schläfst

... wie du isst.

Der frühe Esser ... schläft deutlich besser

Lange und stressige Tage verleiten uns gern dazu, am Abend eine üppige Mahlzeit zu verschlingen. Oder warum sonst wurde das Licht im Kühlschrank erfunden, wenn nicht für ausgiebige Mitternachts-Snacks? Aber Spaß beiseite, unser Schlaf wird besser, wenn wir uns am Tag satt essen und die Kühlschranktür nachts geschlossen lassen. Obwohl unsere Verdauung sehr komplex und durchaus individuell ist, zeigen Studien ganz eindeutig, dass das Schlemmen vor dem Schlummern deinen Schlaf stört.[100] Und das hat vor allem zwei wichtige Ursachen.

Brain Wash – in deinem Gehirn rückt die Putzkolonne an

Wie du inzwischen weißt, liegst du in der Nacht keineswegs einfach nur ausgeknipst herum, sondern dein Schlaf verläuft in mehreren, sich wiederholenden Zyklen, die aus verschiedenen Tiefschlafphasen bestehen. Vor allem in den ersten Tiefschlafphasen passiert in deinem Gehirn einer der faszinierendsten Prozesse, den die Schlafforschung bis jetzt entdeckt hat. Er wird *Brain Wash* genannt, also quasi eine Gehirnspülung. Während im Körper dein Lymphsystem Krankheitserreger und Zellreste aus deinem System spült, übernimmt im Gehirn das ziemlich ähnliche glymphatische System diese Aufgabe.[101] Die Forschung auf diesem Gebiet ist allerdings noch relativ neu. Im Tiefschlaf schrumpfen die Gehirnzellen um bis zu 25 Prozent, und in den Zwischenräumen wäscht dieses System zelluläre Abfallstoffe regelrecht aus. Diese Stoffe entstehen im Laufe des Tages quasi als Abfallprodukt der Prozesse, die in deinem Gehirn ablaufen – also zum Beispiel gerade jetzt, wenn du diese Zeilen liest. Stell es dir so vor, als würde jemand nach einem langen Arbeitstag im Großraumbüro den ganzen Müll aufräumen und die Tische abwischen. Passiert das nicht regelmäßig, bilden diese Zellreste mit der Zeit ungesunde Ablagerungen in deinem Gehirn. Und diese Ablagerungen sind ein Nährboden, auf dem später Erkrankungen wie Demenz oder Alzheimer entstehen können. Bereits eine Nacht ohne Tiefschlaf erhöht messbar die Zahl toxischer Proteine in deinem Gehirn.

Was hat das mit deinem Abendessen zu tun? Wenn du kurz vor dem Schlafen schlemmst, stört das die Putzkolonne in deinem Kopf. Egal, ob du eine Kalorienbombe oder einen kleinen Snack beim Netflixen zu dir nimmst, der Körper muss viel Blut in deinen Verdauungsapparat pumpen, um die neue Nahrung zu verarbeiten. Genau diese Körperflüssigkeit bräuchte allerdings dein glymphatisches System für das Ausspülen deines Gehirns, also für deinen so wertvollen Brain Wash. Wenn du dein Gehirn also schön fit und sauber halten möchtest, dann lass deine zuverlässige Putzkolonne im Schlaf möglichst ungestört für dich arbeiten. Aber wann ist die beste Zeit für dein Abendessen?

Pizza und Pasta schmecken deinem Schlaf nicht gut

Jede Mahlzeit bringt deinen Körper ordentlich auf Trab. Für einen gesunden Schlaf sind vor allem kohlenhydratreiche Mahlzeiten – also all die leckeren (und ungesunden) Lebensmittel wie Pizza, Weißbrot, Pommes oder Süßigkeiten – ungünstig. Essen wir große Portionen davon, gelangen viele Kohlenhydrate in unsere Blutbahn, und unser Blutzuckerspiegel schnellt in die Höhe. Weil dein Körper die Kohlenhydrate in Zucker umwandelt, gibt es einen ordentlichen Energieschub – allerdings nicht allzu lange. Denn jetzt schüttet dein Körper das Hormon Insulin aus, um den Blutzucker zu senken. Dadurch fällt er rasch wieder, oft sogar auf ein tieferes Niveau als vorher, und du fühlst dich müde und unkonzentriert. Diesen Zustand nimmt dein Körper als Zeichen, das stark wach machende Stresshormon Cortisol auszuschütten, um der Müdigkeit entgegenzuwirken. Also lass dich nicht täuschen: Selbst wenn du dich nach deinem Festmahl müde fühlst, ist dein Schlaf während dieser hormonellen Berg-und-Talfahrt trotzdem weniger tief und erholsam. Ist dein Blutzuckerspiegel zur Nacht dagegen gleichmäßig niedrig, schläft es sich viel besser.[102] Aber wie sorgst du am besten dafür?

PRAXISTIPP

Vor dem Schlafen kalorienfrei
... zwei Stunden vorher, am besten sogar drei

Eins ist klar: Wenn du völlig ausgehungert bist, wirst du auch nicht gut schlafen, weil du von deinem knurrenden Magen wach gehalten wirst. Willst du jedoch das Auf und Ab des Blutzuckers gering halten, lautet die Empfehlung, mindestens zwei bis drei Stunden vor dem Schlafengehen nichts mehr zu essen. Wenn dein Hunger dafür zu groß ist, dann lass vor allem die Kohlenhydrate weg und erlaube dir lieber eine kleine Portion Gemüse, gesunde Fette wie Nüsse oder Proteine wie Milchprodukte, Eier oder Tofu.[103]

Wenn du einen optimalen Brain Wash unterstützen möchtest, empfiehlt der renommierte Ernährungsexperte und Mediziner Dr. Stephen Gundry sogar, drei bis vier Stunden vor dem Schlafen nichts mehr zu essen.[104]

Zeitfenster für Mahlzeiten

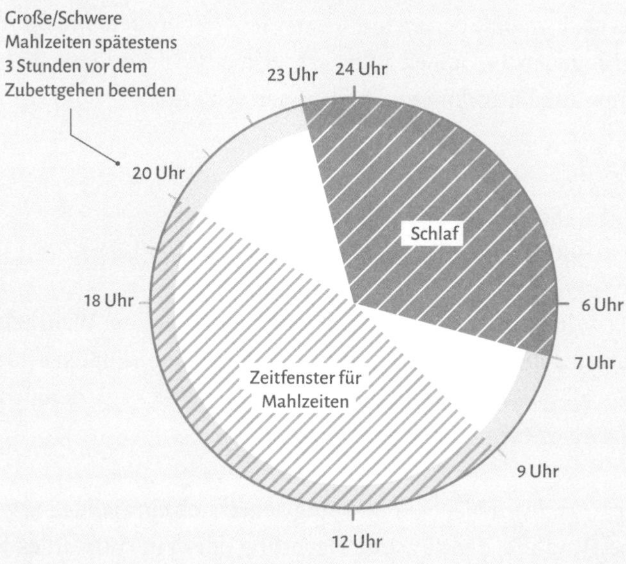

Weil der Abstand der letzten Mahlzeit zur Nachtruhe eine wichtige Stellschraube für besseren Schlaf ist, kannst du diesen super mit deinem wöchentlichen Gewohnheits-Tracker verfolgen. Du kannst dich zum Beispiel langsam an deine Wunschzeit herantasten und die Pause zwischen Dinner und Schlaf in kleinen Schritten erweitern. Oder du könntest an fünf bis sechs Tagen in der Woche einen längeren Abstand einhalten und dir dafür ein bis zwei Schummeltage erlauben. Statt Fast Food und Snacks gibt es als Dessert immer köstlichen Schlaf.

Iss gesund … und dein Schlaf läuft rund

Nicht nur *wann* wir essen, sondern auch was spielt eine gewaltige Rolle für einen gesunden Schlaf. Es heißt nicht umsonst, du bist, was du isst. Man könnte auch sagen, du schläfst, wie du isst. Denn ein Großteil der Hormone, die deinen Schlaf steuern (wie Melatonin und Serotonin), werden auch in deinem Darm produziert. Wie gut oder schlecht das abläuft, hängt stark davon ab, womit du deine etwa hundert Billionen Darmbakterien – deine Darmflora – überwiegend fütterst. Dickmachende und nährstoffarme Kohlenhydrate wie Weißbrot, weißer Reis, Nudeln oder Süßigkeiten halten dich eher wach. Je mehr Speisen mit Vitaminen, Mineralien und Spurenelementen du hingegen auf deinen Teller stapelst, desto besser lässt dich deine innere Truppe aus Darmflora und Hormonen schlafen.

Schlechter Schlaf macht Bauchspeck – und Bauchspeck macht den Schlaf schlecht

Jetzt müssen wir kurz stark sein, denn eine unangenehme Wahrheit kann ich nicht verschweigen: Menschen mit mehr Bauchfett schlafen schlechter. Und das Bauchfett wächst, wenn du schlechter schläfst – ein ziemlich fieser Teufelskreis! Aber warum ist das so?

Es gibt viele Gründe für Nächte mit wenig Schlaf – ob eine wilde Partynacht, eine knappe Deadline, der günstige Nachtflug oder ein lautstarkes Neugeborenes –, aber eine Sache haben sie alle gemeinsam: Nach kurzen Nächten ist unser Appetit auf ungesundes Fast Food ganz besonders groß.[105]

Zu wenig Schlaf lässt in dem Teil deines Gehirns die Alarmglocken schrillen, der für Hunger und Sättigung zuständig ist – denn wer unausgeschlafen ist, braucht zusätzliche Power, um über den Tag zu kommen. Also produziert dein Körper mal eben 20 Prozent mehr des Hungerhormons Ghrelin, und deswegen brauchst du jetzt sofort einen Döner. Mit alles! Und weil dein Hormonhaushalt gerade etwas durcheinander ist, produzierst du auch noch 20 Prozent weniger Leptin – das Sättigungshormon, das dir sagt: «Ich habe genug gegessen.» Du isst also mehr, als du solltest, und dein Sättigungsgefühl setzt später ein. Rechnen wir dazu, dass unausgeschlafene Menschen im Schnitt mehr Mühe haben, sich zum Sport aufzuraffen, dürfte es wahrscheinlich sein, dass du schneller an Körperfett zulegst, je öfter du schlaflose Nächte erlebst. Werden deine Speckrollen dann größer, produziert dein Körper wieder mehr vom Stresshormon Cortisol. Bei immer mehr Menschen ist dieser Pegel bereits dauerhaft zu hoch und sorgt für schlechten Schlaf.

Body & Mind

Wie wichtig die Rolle des Darms für deine innere Ruhe ist, zeigt sich besonders deutlich am Vagusnerv – einem der wichtigsten und längsten Nerven unseres Körpers. Er verbindet das Gehirn mit unserem Verdauungsapparat und den Organen. Seine einzige Aufgabe: beruhigende und regulierende Signale zu versenden. Forscher vermuteten lange Zeit, dass die Signale des Vagusnervs hauptsächlich vom Gehirn ausgehen – und waren ziemlich verblüfft, als sie bemerkten: 90 Prozent der Fasern dieses Nervs senden beruhigende Befehle vom Darm aus ab.[106]

PRAXISTIPP

So isst … und schläfst du wie Gott in Frankreich

Natürlich ist ein Leben ohne Pizza oder Käsekuchen auch keine Lösung. Denn Kohlenhydrate schmecken nicht nur fantastisch, sie sind ein wichtiger Teil unserer Nahrung und stecken auch in vielen gesunden Lebensmitteln wie Hülsenfrüchten, Vollkornbrot oder Süßkartoffeln. Möchtest du jedoch deinen gesunden Schlaf füttern, sollten sie nicht den größten Anteil deiner Mahlzeiten einnehmen. Außerdem reduzierst du mit weniger Kohlenhydraten auch leichter dein Bauchfett. Gleichzeitig schüttet dein Körper weniger vom stressigen Wachmacher Cortisol aus, je schlanker du bist.

Bedien dich also lieber bei den leckeren Alternativen von der Speisekarte des Lebens: Gönn dir Eiweiße wie Fleisch, Fisch, Eier oder Tofu, denn sie helfen dabei, Schlafhormone zu produzieren. Snacke Gemüse oder gesunde Fette wie Nüsse und Olivenöl, denn sie füttern deine guten Darmbakterien mit den richtigen Mikronährstoffen wie Vitaminen und Mineralien – aber alles am besten nicht zu spät am Abend. Und so isst du nicht nur so wie Gott in Frankreich, du schläfst auch so.

Manche Nährstoffe haben einen direkten Einfluss auf unsere Schlafqualität. Wenn du dir also eine Portion Ruhe zubereiten willst, pack öfter Produkte mit diesen Nährstoffen in deinen Einkaufskorb.

Du bist, was du isst.

Ludwig Feuerbach

Diese Lebensmittel verbessern deinen Schlaf[107]:

Tryptophan:
erzeugt das Schlafhormon Melatonin, es macht dich abends schläfrig und reduziert Krebszellen

Enthalten in:
Fleisch, Käse, Nüssen, Hülsenfrüchten, Datteln

Omega-3-Fettsäuren:
verbessern tiefen, erholsamen Schlaf

Enthalten in:
Olivenöl, Fisch, Nüssen und Samen

Vitamin C:
verbessert das Durchschlafen in der Nacht

Enthalten in:
Beeren, Zitrusfrüchten, Radieschen

Kalzium:
verbessert den Tiefschlaf

Enthalten in:
grünem Blattgemüse, Meeresfrüchten, Sesamkörnern, Milchprodukten

Magnesium:
reduziert Stresshormone und entspannt die Muskulatur

Enthalten in:
Bananen, Mandeln, Kürbiskernen, Leinsamen, Vollkornprodukten

Kalium:
verbessert ebenfalls das Durchschlafen

Enthalten in:
Brokkoli, Pilzen, Avocado

Vitamin D:
verringert die Tagesmüdigkeit

Enthalten in:
Fischöl

Vitamin B6:
beruhigt das Nervensystem und reguliert Stress

Enthalten in:
Bananen, Joghurt, Avocado, Spinat

Monatsroutine Monat: ....

Fokus & Konzentration	1	2	3	4	5	6	7	8	9	10
Ruhe & Gelassenheit	1	2	3	4	5	6	7	8	9	10
Kreativität	1	2	3	4	5	6	7	8	9	10
Produktivität	1	2	3	4	5	6	7	8	9	10
Achtsamkeit	1	2	3	4	5	6	7	8	9	10
Lebensfreude	1	2	3	4	5	6	7	8	9	10
Motivation & Energie	1	2	3	4	5	6	7	8	9	10
Ausdauer & Disziplin	1	2	3	4	5	6	7	8	9	10
Kraft	1	2	3	4	5	6	7	8	9	10
Gesundheit	1	2	3	4	5	6	7	8	9	10
Gedanken & Emotionen	1	2	3	4	5	6	7	8	9	10
	1	2	3	4	5	6	7	8	9	10
	1	2	3	4	5	6	7	8	9	10

ERKENNTNISSE & IDEEN

Wie sieht es in deinen zwei Fokusbereichen aus? Was hat sich verändert?
Wie wirkt sich die Veränderung auf deinen Schlaf aus?

1. Lebensbereich:

2. Lebensbereich:

Wochenroutine

MEIN GEWOHNHEITS-TRACKER

	M	D	M	D	F	S	S
1	○	○	○	○	○	○	○
2	○	○	○	○	○	○	○
3	○	○	○	○	○	○	○
4	○	○	○	○	○	○	○
5	○	○	○	○	○	○	○

NOTIZEN & IDEEN

M D M D F S S ....

Ich bin dankbar für ...

MEIN SCHLAF

So habe ich diese Nacht geschlafen:

Diese guten Erkenntnisse ziehe ich daraus:

IN DEN ERSTEN 60 MINUTEN: Schon **natürliches Licht** getankt?

Die Kunst des Ausruhens ist ein Teil der Kunst des Arbeitens.
John Steinbeck

Gewohnheits-Tracker genutzt?

KOPF FREI

Meine wichtigsten To-dos morgen:

RUHE HERBEI

So habe ich für Entspannung gesorgt:

Darauf freue ich mich morgen besonders ...

M D M D F S S ....

Ich bin dankbar für ...

....

....

MEIN SCHLAF

So habe ich diese Nacht geschlafen:

Diese guten Erkenntnisse ziehe ich daraus:

IN DEN ERSTEN 60 MINUTEN:
Schon **natürliches Licht** getankt?

Was man dem Schlaf raubt, holt sich
die Krankheit wieder.
Karl Peltzer

Gewohnheits-Tracker genutzt?

KOPF FREI

Meine wichtigsten To-dos morgen:

RUHE HERBEI

So habe ich für Entspannung gesorgt:

Darauf freue ich mich morgen besonders ...

....

....

M D M D F S S ....

Ich bin dankbar für ...

MEIN SCHLAF

So habe ich diese Nacht geschlafen:

Diese guten Erkenntnisse ziehe ich daraus:

IN DEN ERSTEN 60 MINUTEN: Schon **natürliches Licht** getankt?

Ich wurde positiv auf müde getestet.
Unbekannt

Gewohnheits-Tracker genutzt?

KOPF FREI

Meine wichtigsten To-dos morgen:

RUHE HERBEI

So habe ich für Entspannung gesorgt:

Darauf freue ich mich morgen besonders ...

M D M D F S S ....

Ich bin dankbar für ...

MEIN SCHLAF

So habe ich diese Nacht geschlafen:

Diese guten Erkenntnisse ziehe ich daraus:

IN DEN ERSTEN 60 MINUTEN:

Schon **natürliches Licht** getankt?

Strebe nach Ruhe, aber durch das Gleichgewicht, nicht durch den Stillstand deiner Tätigkeit.

Friedrich Schiller

Gewohnheits-Tracker genutzt?

KOPF FREI

Meine wichtigsten To-dos morgen:

RUHE HERBEI

So habe ich für Entspannung gesorgt:

Darauf freue ich mich morgen besonders ...

M D M D F S S ....

Ich bin dankbar für ...

MEIN SCHLAF

So habe ich diese Nacht geschlafen:

Diese guten Erkenntnisse ziehe ich daraus:

IN DEN ERSTEN 60 MINUTEN: Schon **natürliches Licht** getankt?

Ich habe keine Angst vor Stürmen.
Ich lerne, wie ich mein Schiff steuern muss.

Louisa May Alcott

Gewohnheits-Tracker genutzt?

KOPF FREI

Meine wichtigsten To-dos morgen:

RUHE HERBEI

So habe ich für Entspannung gesorgt:

Darauf freue ich mich morgen besonders ...

M D M D F S S ....

Ich bin dankbar für ...

....

....

MEIN SCHLAF

So habe ich diese Nacht geschlafen:

Diese guten Erkenntnisse ziehe ich daraus:

IN DEN ERSTEN 60 MINUTEN: Schon **natürliches Licht** getankt? ◯

Öffne deine Augen und schau sorgfältig. Tausend Bergketten trennen den, der nachdenkt, von dem, der wirklich gegenwärtig ist.

Tran Thai Tong

◯ **Gewohnheits-Tracker** genutzt?

KOPF FREI

Meine wichtigsten To-dos morgen:

RUHE HERBEI

So habe ich für Entspannung gesorgt:

Darauf freue ich mich morgen besonders ...

....

....

M D M D F S S ....

Ich bin dankbar für ...

MEIN SCHLAF

So habe ich diese Nacht geschlafen:

Diese guten Erkenntnisse ziehe ich daraus:

IN DEN ERSTEN 60 MINUTEN:
Schon **natürliches Licht** getankt?

Werde wieder wie ein staunendes Kind, das die Welt entdeckt. Jeden Augenblick neu.
Tibetisches Sprichwort

Gewohnheits-Tracker genutzt?

KOPF FREI

Meine wichtigsten To-dos morgen:

RUHE HERBEI

So habe ich für Entspannung gesorgt:

Darauf freue ich mich morgen besonders ...

Lieber Schlaf,
ich weiß, wir hatten unsere Differenzen. Als Kind habe ich dich gehasst, doch jetzt habe ich gemerkt, dass ich mehr Zeit mit dir verbringen möchte. Bitte verzeih mir …

Unbekannt

Sport und gute Nachtruhe

... ein dynamisches Duo.

Hast du gewusst, dass dir das ganze Abrackern auf der Laufstrecke oder in der Muckibude nur halb so viel nützt, wenn du zu wenig schläfst? Denn immer wenn du stolz und durchgeschwitzt dein Training geschafft hast, ist dein Körper erst einmal in einer schlechteren Form als vorher. Dein Immunsystem ist angeschlagen, und deine Muskeln haben auf mikroskopischer Ebene viele kleine Verletzungen erlitten. Erst im Schlaf «repariert» dein Körper all das und macht dich zu einer stärkeren und fitteren Version von dir selbst. Erst jetzt erhältst du die volle Belohnung: ein gesünderes Herz, stärkere Muskeln und Knochen und eine bessere Stimmung. Und das ist noch längst nicht alles.

Schlaf und Bewegung sind das beste dynamische Duo seit Yin und Yang. Sicher kennst du diese Tage, an denen du dich richtig ausgepowert hast und abends schlafen könntest wie ein Baby. Das ist nicht nur dein Gefühl, auch eine große Meta-Studie fasst zusammen, was viele Tausende Menschen immer wieder berichten, nämlich dass sie besser schlafen, wenn sie regelmäßig Sport treiben. Eine Umfrage der National Sleep Foundation aus den USA ergab, dass die Menschen, die regelmäßig und aktiv Sport treiben, generell über den besten Schlaf berichten.[108] An Tagen, an denen wir mindestens 30 Minuten Sport treiben, schlafen wir nicht nur messbar schneller ein. Wir gewinnen in der Nacht sogar zehn bis 40 Minuten mehr von dem gesunden Tiefschlaf, in dem die wichtigsten Prozesse für die Regeneration deines Körpers stattfinden, und wachen erholter wieder auf.[109] Jedes Mal, wenn du dir also deine Sportschuhe anziehst (und auch benutzt), wird dein Schlaf dich dafür lieben.

PRAXISTIPP

Schon wenig bringt viel

Um deinen Schlaf nach vorne zu bringen, brauchst du keine Super-Athletin oder ein Mega-Marathon-Mann zu werden. Ein moderates Training genügt schon. Der Unterschied zwischen «moderatem» Sport und – sagen wir – einfach nur kurz zum Kühlschrank zu gehen, ist, wenn du beim Reden schon so aus der Puste bist, dass du ab und zu eine kurze Sprechpause brauchst.[110] Eine Runde Schach oder Jojo spielen dürften also zu wenig sein, aber mit zügigem Spazierengehen oder Tanzen bist du schon auf der sicheren Seite.[111] Eine Studie mit mehreren Tausend Teilnehmenden im Alter zwischen 18 und 85 Jahren konnte zeigen: Wer sich 150 Minuten pro Woche auf moderate bis anstrengende Weise bewegt, schläft bis zu 65 Prozent besser als Menschen, die das nicht tun.[112] Die Teilnehmenden dieser Studie konnten sich außerdem um 45 Prozent besser konzentrieren und waren tagsüber produktiver.[113] Das Schöne ist: Diesen Effekt kannst du bereits erreichen, wenn du nur fünfmal die Woche für 30 Minuten zügig spazieren gehst. Falls du jedoch nicht so viel Zeit hast oder einen anderen Sport bevorzugst, sorgt auch weniger schon für spürbar entspanntere Nächte: Denn eine weitere Studie mit 800 älteren Teilnehmenden zeigte, dass bereits drei Spaziergänge pro Woche von 15 bis 20 Minuten in moderatem Tempo dafür sorgen, dass wir 30 bis 50 Prozent durch- bzw. länger schlafen.[114] Egal, ob du regelmäßige Spaziergänge oder ein paar Stunden pro Woche auf der Tanzfläche verbringen möchtest, mit dem wöchentlichen Gewohnheits-Tracker kannst du super neue Sportroutinen aufbauen oder bestehende festigen. Außerdem hast du durch das Tracking die Wirkung auf deinen Schlaf Tag für Tag, Woche für Woche im Blick.

Der richtige Sport ist nicht das Wichtigste

Doch welche Art von Training macht dich jetzt zum Schlaf-Weltmeister? Die morgendliche Laufrunde um den Block oder doch Mixed Martial Arts?

Die Antwort auf diese Frage hält zwar durchaus ein paar interessante Nuancen bereit, auf die ich in den Praxistipps gleich noch eingehe, sie ist aber glücklicherweise gar nicht entscheidend. Denn aus der Sicht eines Schlafexperten ist jeder Sport, den du wirklich machst, besser als jeder Sport, von dem du nur träumst. Egal, ob du deine Ausdauer trainierst oder deine Muskeln, jedes Mal, wenn du tagsüber deinen Körper in Schwung bringst, wirst du in der Nacht darauf besser schlafen.

PRAXISTIPPS

1. Du hast die Wahl ... also spar dir die Qual

Du kannst also getrost bei der Sportart bleiben, die du liebst – ganz gleich, ob du gerne läufst, Rad fährst, Gewichte stemmst, Aerobic machst, Basketball spielst oder vielleicht doch lieber Tango tanzen gehst. Und auch wenn du gerne Yoga machst, sind lange, dynamische Sessions gut für die Schlafqualität, wenn sie die oben beschriebene Intensität erreichen.[115] Je öfter du dich aufraffen kannst und deinen Puls in die Höhe treibst, desto spürbarer werden deine Schlaf-Erfolge. Noch richtiger liegst du, wenn dein Training ab jetzt seinen festen Platz im Gewohnheits-Tracker des Praxisteils findet.

2. Mit moderater Ausdauer ... hast du morgens noch mehr Power

Nun also zu den spannenden Nuancen, denn ein paar Unterschiede gibt es doch, wie man in einem Versuch mit drei Gruppen von Sportlern herausfinden konnte. Eine Gruppe absolvierte moderates Ausdauertraining, die nächste intensiveres und die dritte wurde zum Krafttraining geschickt. Und siehe da: Ausdauersport brachte einen etwas stärkeren schlaffördernden Vorteil als Krafttraining. Die größten Auswirkungen gab es aber überraschenderweise nicht in der Intensivgruppe, sondern in der, die moderat trainierte. Sie schlief um stattliche 47 Prozent schneller ein. Wenn du abends also normalerweise eine halbe Stunde zum

Einschlafen brauchst, würde es nach einer Runde Joggen nur noch halb so lange dauern, bis du im Land der Träume bist. Wenn du stattdessen Gewichte gehoben hast, verbessert sich das Einschlafen immer noch um 22 Prozent, in dem Fall wärst du also sechs Minuten schneller eingeschlummert.[116]

Auch beim Sport gilt: Timing ist alles

Du fragst dich, zu welcher Tageszeit du in die Trainingshose hüpfen solltest, um später am besten wie ein Murmeltier zu schlafen? Die Antwort wird dir gefallen, wenn du ein Morgenmensch bist. Hier gibt eine Studie erste Hinweise, für die 20 Teilnehmende mehrere Tage hintereinander um sieben Uhr morgens, am nächsten Tag um 13 Uhr und dann noch einmal um 19 Uhr für je 30 Minuten auf ein Laufband geschickt wurden. In der Nacht darauf übernachteten sie verkabelt im Schlaflabor. Der Unterschied war erstaunlich: Wer um sieben Uhr morgens lief, bekam etwa zwanzig Minuten mehr Tiefschlaf pro Nacht als die beiden anderen Sport-Teams. Und der ist besonders gesund für all die wichtigen Reparatur-Prozesse in unserem Körper.[117]

Falls du jedoch ein Morgenmuffel bist und lieber nachmittags oder abends trainierst, brauchst du dich nicht zu stressen, denn Sport verbessert in jedem Fall viele Faktoren deines Schlafs – allerdings sollte das Training nicht zu spät am Abend stattfinden. Trainierst du nämlich zu spät, kann es sein, dass du dir das Einschlafen sogar erschwerst. Denn bei jeder Anstrengung wird dein Nervensystem erst mal aktiviert, und es werden wach machende Stresshormone ausgeschüttet. Sport macht also immer erst mal munter, oder bist du schon mal auf dem Laufband oder dem Fahrrad eingeschlafen? Gleichzeitig steigt bei Anstrengung deine Körperkerntemperatur, und wir erinnern uns: Will dein Körper schlafen, muss er sie senken. Hier gibt es jedoch einen positiven Nebeneffekt, den du dir zunutze machen kannst. Denn eine Weile nach dem Sport fällt deine Körpertemperatur tiefer ab als normal, was das Einschlafen wiederum erleichtert. Wenn du dein Training also gut planst, kannst du sogar besser einschlafen. Die exakte Zeit ist allerdings sehr individuell, also probiere am besten einfach aus, was für dich passt.

PRAXISTIPP

Plane smart …
dann schläfst du auf die beste Art

Wenn das Yin und Yang aus Schlaf und Sport deine Gesundheit also besonders belohnen soll, dann ist vormittags deine ideale Trainingszeit – insbesondere, wenn du auf Cardio-Training stehst. Du könntest dein erfolgreich absolviertes Morgen-Training immer dann, wenn du es geschafft hast, in deinem Gewohnheits-Tracker abhaken. Liebst du jedoch Krafttraining, ist nachmittags zwischen 15 und 19 Uhr sogar eine bessere Zeit dafür, allerdings aus Gründen, die gar nichts mit dem Schlaf zu tun haben. Zu dieser Zeit produziert dein Körper einfach die größte Menge der nötigen Hormone für den Muskelaufbau. Viele der oben beschriebenen schlaffördernden Effekte nimmst du aber trotzdem mit.

Um deinen Schlaf durch einen aufgeheizten Körper und zu viele Stresshormone nicht zu stören, empfiehlt der renommierte Schlafexperte Dr. Matthew Walker, zum Abkühlen eine Ruhepause zwischen Sport und Nachtruhe von mindestens zwei bis drei Stunden einzuplanen. Nur wenn du an einer akuten oder einer chronischen Schlafstörung, also an einer Insomnie leidest, solltest du dir nach dem Auspowern noch etwas länger Ruhe gönnen. Denn in diesem Fall hast du wahrscheinlich eine konstant leicht erhöhte Körpertemperatur, deshalb raten Schlafforscher dazu, dich mindestens sechs Stunden auszuruhen, bevor du ins Bett gehst.

Zeit für Sport

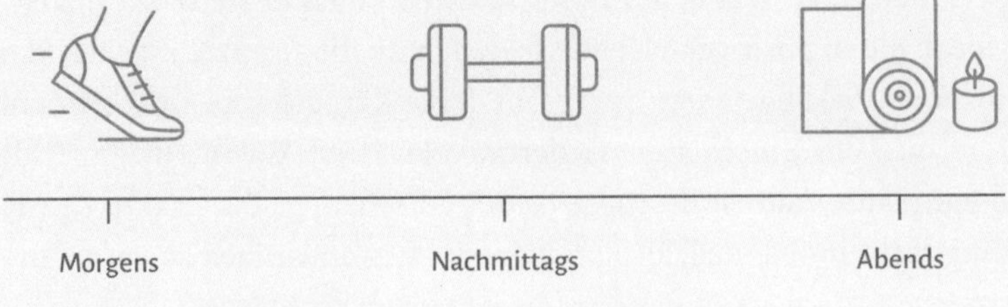

Der Schlaf ist für
den ganzen Menschen,
was das Aufziehen
für die Uhr.

Arthur Schopenhauer

Wochenroutine

MEIN GEWOHNHEITS-TRACKER

	M	D	M	D	F	S	S
1	○	○	○	○	○	○	○
2	○	○	○	○	○	○	○
3	○	○	○	○	○	○	○
4	○	○	○	○	○	○	○
5	○	○	○	○	○	○	○

NOTIZEN & IDEEN

M D M D F S S ....

Ich bin dankbar für ...

MEIN SCHLAF

So habe ich diese Nacht geschlafen:

Diese guten Erkenntnisse ziehe ich daraus:

IN DEN ERSTEN 60 MINUTEN:

Schon **natürliches Licht** getankt?

> Dies frühzeitige Aufstehen macht einen ganz blödsinnig.
> Der Mensch muss seinen Schlaf haben.
>
> *Franz Kafka*

Gewohnheits-Tracker genutzt?

KOPF FREI

Meine wichtigsten To-dos morgen:

RUHE HERBEI

So habe ich für Entspannung gesorgt:

Darauf freue ich mich morgen besonders ...

M D M D F S S ....

Ich bin dankbar für ...

MEIN SCHLAF

So habe ich diese Nacht geschlafen:

Diese guten Erkenntnisse ziehe ich daraus:

IN DEN ERSTEN 60 MINUTEN: Schon **natürliches Licht** getankt?

Dankbarkeit ist die Wachsamkeit der Seele
gegen die Kraft der Zerstörung.

Gabriel Marcel

Gewohnheits-Tracker genutzt?

KOPF FREI

Meine wichtigsten To-dos morgen:

RUHE HERBEI

So habe ich für Entspannung gesorgt:

Darauf freue ich mich morgen besonders ...

M D M D F S S ....

Ich bin dankbar für ...

MEIN SCHLAF

So habe ich diese Nacht geschlafen:

Diese guten Erkenntnisse ziehe ich daraus:

IN DEN ERSTEN 60 MINUTEN:
Schon **natürliches Licht** getankt?

«Ich mache jetzt Fitness.»
– «Das ist ein Sofa.»
– «Das ist meine Personal Couch.»
Unbekannt

Gewohnheits-Tracker genutzt?

KOPF FREI

Meine wichtigsten To-dos morgen:

RUHE HERBEI

So habe ich für Entspannung gesorgt:

Darauf freue ich mich morgen besonders ...

M D M D F S S ....

Ich bin dankbar für ...

MEIN SCHLAF

So habe ich diese Nacht geschlafen:

Diese guten Erkenntnisse ziehe ich daraus:

IN DEN ERSTEN 60 MINUTEN: Schon **natürliches Licht** getankt?

Nichts bringt uns auf unserem Weg
besser voran als eine Pause.
Elizabeth Barrett Browning

Gewohnheits-Tracker genutzt?

KOPF FREI

Meine wichtigsten To-dos morgen:

RUHE HERBEI

So habe ich für Entspannung gesorgt:

Darauf freue ich mich morgen besonders ...

M D M D F S S ....

Ich bin dankbar für ...

MEIN SCHLAF

So habe ich diese Nacht geschlafen:

Diese guten Erkenntnisse ziehe ich daraus:

IN DEN ERSTEN 60 MINUTEN:
Schon **natürliches Licht** getankt?

Gelassenheit setzt großzügiges
Denken voraus.

Ernst Ferstl

Gewohnheits-Tracker genutzt?

KOPF FREI

Meine wichtigsten To-dos morgen:

RUHE HERBEI

So habe ich für Entspannung gesorgt:

Darauf freue ich mich morgen besonders ...

M D M D F S S ....

Ich bin dankbar für ...

MEIN SCHLAF

So habe ich diese Nacht geschlafen:

Diese guten Erkenntnisse ziehe ich daraus:

IN DEN ERSTEN 60 MINUTEN:
Schon **natürliches Licht** getankt?

Beschäftige dich nie so sehr mit dem Leben,
dass du vergisst, ein Leben zu führen.
Dolly Parton

Gewohnheits-Tracker genutzt?

KOPF FREI

Meine wichtigsten To-dos morgen:

RUHE HERBEI

So habe ich für Entspannung gesorgt:

Darauf freue ich mich morgen besonders ...

M D M D F S S ....

Ich bin dankbar für ...

MEIN SCHLAF

So habe ich diese Nacht geschlafen:

Diese guten Erkenntnisse ziehe ich daraus:

IN DEN ERSTEN 60 MINUTEN:
Schon **natürliches Licht** getankt?

Wer nicht einschlafen kann,
muss ausschlafen.
Kissen des Wissens von islieb.de

Gewohnheits-Tracker genutzt?

KOPF FREI

Meine wichtigsten To-dos morgen:

RUHE HERBEI

So habe ich für Entspannung gesorgt:

Darauf freue ich mich morgen besonders ...

Powernaps & Koffein

... dein absolutes Dream-Team.

Stell dir vor, du gehst in einen Raum und möchtest dich setzen. Aber dann kommt jemand angeflitzt, rammt dich weg und setzt sich auf deinen Stuhl. Also machst du dich auf zum nächsten – aber auch dort wirst du direkt wieder weggeschubst! Und egal, auf welchem der leeren Stühle du dich niederlassen willst – jemand anderes ist immer schneller als du. Gemein, oder? Erinnerst du dich noch an Adenosin, das neben dem circadianen Rhythmus dein größter Schlaftreiber ist (siehe Seite 70)? Wenn du Koffein zu dir nimmst, erlebt dein Adenosin ein genauso gemeines Szenario. Dein Gehirn hält nämlich verschiedene Rezeptoren bereit, an denen Adenosin im Laufe des Tages nach und nach andocken kann, um so deinen Schlafdruck aufzubauen. Trinkst du jetzt einen Kaffee, flitzt das darin enthaltene Koffein in dein Gehirn, sprintet am Adenosin vorbei und nimmt ihm den Platz weg. Adenosin und Koffein sind nämlich Gegner und konkurrieren miteinander. Dein Adenosin muss jetzt mehrere Stunden warten, bis das Koffein die besetzten Rezeptoren wieder freigibt. Je mehr Koffein du zu dir nimmst, desto mehr Plätze sind natürlich belegt.

Dein Gehirn erkennt die Fehlbesetzung allerdings nicht und macht auch nichts dagegen. Es geht davon aus, dass du noch fit und wach bist. Gleichzeitig nimmt die Masse an Adenosin immer weiter zu und wartet nur darauf, endlich seine Plätze einzunehmen. Sobald diese dann frei werden, überfluten die angestauten Adenosin-Massen deine Rezeptoren, und deine Müdigkeit übermannt dich – ganz oft genau dann, wenn du es nicht gebrauchen kannst. Und wenn du dann noch einmal mit einem Espresso dagegen anarbeitest, wird es immer komplizierter für deinen Organismus, später wirklich zur Ruhe zu kommen.

Ehre gebührt der Kaffeebohne

Bevor wir jetzt etwas tiefer ins Koffiversum eintauchen, gibt es direkt eine Entwarnung für alle, die die Kaffeebohne verehren und schon panisch werden: Es ist alles halb so wild. Du musst auf deinen geliebten Kaffee nicht verzichten, ganz im Gegenteil. Die Kaffeebohne enthält eine einzigartig hohe Menge an Antioxidantien, die besonders schützende und gesundheitsfördernde Wirkungen haben können. Für so manch einen passionierten Obst- und Gemüseverweigerer ist sie sogar eine der wenigen Chancen, um Letztere überhaupt regelmäßig aufzunehmen. Mit der richtigen Dosis zur richtigen Zeit können dein Gehirn und deine Kaffeeliebe durchaus weiterhin Hand in Hand in Richtung Schlaf gehen. Das gilt übrigens auch, wenn du das grüne oder schwarz gefärbte Teeblatt vergötterst. Oder Schokolade. 200 bis 400 Milligramm Koffein täglich sind für einen Erwachsenen, ausgenommen schwangere Frauen, als Dosis vollkommen okay.[118] In der folgenden Tabelle[119] kannst du dir einen Überblick verschaffen, wie viel Koffein in welchem Lebensmittel steckt. Danach schauen wir uns an, wie guter Schlaf und Koffein zusammenpassen.

Getränk / Lebensmittel	durchschnittlicher Koffeingehalt (mg)
1 Tasse entkoffeinierter Kaffee (150 ml)	3
1 Tasse Kaffee (150 ml)	50-100
1 Tasse Espresso (50 ml)	50-150
1 Tasse Instant-Kaffee (150 ml)	15-90
1 Tasse schwarzer Tee (150 ml)	20-60
1 Tasse Kakao (150 ml)	2-8
Vollmilchschokolade (100 g)	ca. 20
Halbbitterschokolade (100 g)	ca. 75
Cola (330 ml)	32-60
Energy Drinks (250 ml)	ca. 80
Mate (500 ml)	100
Grüner Tee (240 ml)	20-30

1. Nutze die erste Hälfte des Tages, um den ganzen Tag wach zu bleiben

Der Schlafexperte Prof. Dr. Matthew Walker empfiehlt 8 bis 10 Stunden, bevor du normalerweise ins Bett gehst, kein Koffein mehr zu dir zu nehmen – selbst wenn du die Erfahrung gemacht hast, dass Koffein absolut keine Auswirkung auf deinen Schlaf hat. Zahlreiche Studien zeigen, dass Koffein unabhängig von deinem Empfinden die Prozesse im Schlaf negativ beeinflusst.[120] Schon eine Tasse Kaffee am Abend hat denselben Effekt auf deinen Tiefschlaf, als wärst du um 25 Jahre gealtert[121] – ganz unabhängig davon, wie gut du einschläfst oder durchschläfst. Insofern du nicht zu den Menschen mit einem Turbo-Leberenzym gehörst, hat Koffein eine recht lange Abbauzeit. Nach fünf bis sieben Stunden ist erst die Hälfte des Stoffs abgebaut (das nennt man auch Halbwertszeit). Der Rest ist dann immer noch in deinem Gehirngewebe aktiv. Je weniger Koffein du zu dir nimmst, desto weniger muss dein Körper also abbauen, und umso höher ist deine Chance auf guten Tiefschlaf.

2. Setze Koffein als Performance-Booster ein – und nicht als Performance-Krücke

Falls sich dein Koffeinkonsum in Kannen misst, wirst du schon festgestellt haben, dass sich der Körper auch an die Wirkung von Koffein gewöhnt und du ab einem bestimmten Punkt mehr davon brauchst, um den anregenden Effekt auch wirklich zu spüren. Somit wirkt Koffein eher wie eine Krücke, die dich den Tag über stützt. Wenn du langfristig von allen Effekten des Koffeins maximal profitieren und Koffein wirklich als Booster nutzen möchtest, empfehlen Fachleute, auch mal Phasen einzulegen, die es deinem Körper erlauben, das Koffein komplett aus deinem System zu spülen.[122] Eine Möglichkeit wäre es, zwei Tage normal zu konsumieren und drei Tage zu «fasten», denn drei Tage braucht der Körper, um Tabula rasa zu machen. Wenn du generell nicht viel Koffein zu dir nimmst (unter 200 mg am Tag), kannst du auch zwei Monate «all in» gehen und im Anschluss einen Monat fasten. Bei dieser Variante ist es etwas wahrscheinlicher, dass die klassischen Koffein-Entzugserscheinungen wie Kopfschmerzen an deine Tür klopfen – das sollte sich aber auch nach drei Tagen erledigt haben. Oder wenn du sowieso wenig Beziehung zum Koffein hast oder du deine Performance so richtig boostern willst, konsumierst du grundsätzlich so wenig Koffein wie möglich und badest dein Gehirn nur bei wichtigen Projekten darin, bei denen du wirklich Power brauchst. Wenn Koffeinverzicht absolut keine Lösung für dich ist, gibt es jetzt trotzdem einen klugen Tipp, um morgens dein Energieniveau noch mehr zu steigern und gleichzeitig im Einklang mit deiner biologischen Natur zu sein: Trink deinen ersten Kaffee erst nach ungefähr 90 Minuten. Denn in den ersten 60 bis 90 Minuten nach dem Aufstehen macht dich bereits deine natürliche Cortisolausschüttung wach. Trinkst du deinen Kaffee erst nach 90 Minuten, kommst du diesem Wachmacheffekt nicht in die Quere, und dein Körper kann sich ungestört auf seine natürlichen Mechanismen für das Aufwachen konzentrieren.[123] So kann das Koffein danach umso besser seine Wirkung entfalten.

Neben Koffein gibt es auch noch eine ganz andere wunderbare Möglichkeit, die dir ebenfalls einen Powerkick verleiht und dich über den Tag bringt: eine Siesta! Ein Mittagsschläfchen, ein Powernap oder – wie sie es in Japan nennen – ein Inemuri. Bedingt durch deinen circadianen Rhythmus hast du mittags ganz naturgemäß einen kleinen Leistungsabfall (das Mittagessen ist gar nicht so sehr dafür verantwortlich wie gedacht). Warum diesen Müdigkeitsschwung also nicht gleich nutzen, wenn du kannst?

Wer sich nachts zu lange mit den Problemen von morgen beschäftigt, ist am nächsten Tag zu müde, sie zu lösen.

Rainer Haak

PRAXISTIPP

Schlaf dich wach

Ob ein Powernap wirklich Energie gibt, ist von Mensch zu Mensch (wie so oft) verschieden, aber insofern du den Luxus hast, es auszuprobieren, wirst du es merken. Wenn du Schlafprobleme hast, solltest du allerdings kein Mittagsschläfchen einlegen, denn ein Powernap verringert deinen Adenosinspiegel, also deinen Schlafdruck – und der soll ja im Laufe des Tages möglichst groß werden. Aber es spricht natürlich nichts dagegen, dich trotzdem etwas auszuruhen. Für den Mittagsschlaf ist eine Dauer von 20 bis 30 Minuten empfehlenswert, damit du nicht in die Tiefschlafphase abrutschst. Ansonsten brauchst du zu lange, um danach wieder in die Gänge zu kommen, und wenn es ganz schlecht läuft, kannst du abends nicht gut oder viel später als normal einschlafen. Das passiert übrigens auch, wenn du deine kleine Schlafpause zu spät einlegst. Ähnlich wie beim Koffein solltest du 8 bis 10 Stunden vor dem Zubettgehen die Couch also links liegen lassen und auf den Nap verzichten.

Wochenroutine

MEIN GEWOHNHEITS-TRACKER

	M	D	M	D	F	S	S
1	○	○	○	○	○	○	○
2	○	○	○	○	○	○	○
3	○	○	○	○	○	○	○
4	○	○	○	○	○	○	○
5	○	○	○	○	○	○	○

NOTIZEN & IDEEN

M D M D F S S ....

Ich bin dankbar für ...

MEIN SCHLAF

So habe ich diese Nacht geschlafen:

Diese guten Erkenntnisse ziehe ich daraus:

IN DEN ERSTEN 60 MINUTEN: Schon **natürliches Licht** getankt?

Man soll dem Leib etwas Gutes bieten,
damit die Seele Lust hat, darin zu wohnen.
Winston Churchill

Gewohnheits-Tracker genutzt?

KOPF FREI

Meine wichtigsten To-dos morgen:

RUHE HERBEI

So habe ich für Entspannung gesorgt:

Darauf freue ich mich morgen besonders ...

M D M D F S S ....

Ich bin dankbar für ...

MEIN SCHLAF

So habe ich diese Nacht geschlafen:

Diese guten Erkenntnisse ziehe ich daraus:

IN DEN ERSTEN 60 MINUTEN:
Schon **natürliches Licht** getankt?

Dankbarkeit bedeutet, sich in das zu verlieben, was man bereits besitzt.
Unbekannt

Gewohnheits-Tracker genutzt?

KOPF FREI

Meine wichtigsten To-dos morgen:

RUHE HERBEI

So habe ich für Entspannung gesorgt:

Darauf freue ich mich morgen besonders ...

M D M D F S S ....

Ich bin dankbar für ...

MEIN SCHLAF

So habe ich diese Nacht geschlafen:

Diese guten Erkenntnisse ziehe ich daraus:

IN DEN ERSTEN 60 MINUTEN:
Schon **natürliches Licht** getankt?

Das Schlafbedürfnis ist so individuell wie der Fingerabdruck.
Heather Darwall-Smith

Gewohnheits-Tracker genutzt?

KOPF FREI

Meine wichtigsten To-dos morgen:

RUHE HERBEI

So habe ich für Entspannung gesorgt:

Darauf freue ich mich morgen besonders ...

M D M D F S S ....

Ich bin dankbar für ...

MEIN SCHLAF

So habe ich diese Nacht geschlafen:

Diese guten Erkenntnisse ziehe ich daraus:

IN DEN ERSTEN 60 MINUTEN: Schon **natürliches Licht** getankt?

Gar nichts tun, das ist die allerschwierigste Beschäftigung und zugleich diejenige, die am meisten Geist voraussetzt.
Oscar Wilde

Gewohnheits-Tracker genutzt?

KOPF FREI

Meine wichtigsten To-dos morgen:

RUHE HERBEI

So habe ich für Entspannung gesorgt:

Darauf freue ich mich morgen besonders ...

M D M D F S S ....

Ich bin dankbar für ...

MEIN SCHLAF

So habe ich diese Nacht geschlafen:

Diese guten Erkenntnisse ziehe ich daraus:

IN DEN ERSTEN 60 MINUTEN: Schon **natürliches Licht** getankt?

Wecker geputzt, Zähne gekämmt,
Klamotten auf 7 Uhr gestellt.
Gute Nacht.
Unbekannt

Gewohnheits-Tracker genutzt?

KOPF FREI

Meine wichtigsten To-dos morgen:

RUHE HERBEI

So habe ich für Entspannung gesorgt:

Darauf freue ich mich morgen besonders ...

M D M D F S S ....

Ich bin dankbar für ...

MEIN SCHLAF

So habe ich diese Nacht geschlafen:

Diese guten Erkenntnisse ziehe ich daraus:

IN DEN ERSTEN 60 MINUTEN: Schon **natürliches Licht** getankt?

Die beste Weise, sich um die Zukunft zu kümmern, besteht darin, sich sorgsam der Gegenwart zuzuwenden.

Thich Nhat Hanh

Gewohnheits-Tracker genutzt?

KOPF FREI

Meine wichtigsten To-dos morgen:

RUHE HERBEI

So habe ich für Entspannung gesorgt:

Darauf freue ich mich morgen besonders ...

M D M D F S S ....

Ich bin dankbar für ...

MEIN SCHLAF

So habe ich diese Nacht geschlafen:

Diese guten Erkenntnisse ziehe ich daraus:

IN DEN ERSTEN 60 MINUTEN: Schon **natürliches Licht** getankt?

Ich brauche morgens nur zwei Tage,
um wach zu werden.
Unbekannt

Gewohnheits-Tracker genutzt?

KOPF FREI

Meine wichtigsten To-dos morgen:

RUHE HERBEI

So habe ich für Entspannung gesorgt:

Darauf freue ich mich morgen besonders ...

Alkohol & Cannabis

... Zu gutem Schlaf bereit ist nicht dasselbe wie breit.

Ich möchte kein Spielverderber sein, und deshalb werde ich Alkohol und Cannabis auch nicht verdammen. Für viele Menschen gehört ab und zu ein Drink zur Party des Lebens dazu, und vermutlich hast du schon mal von jemandem gehört, der Cannabis konsumiert hat. Weil viele Menschen diese Genussmittel häufig nutzen, um vermeintlich besser zu schlafen, gebe ich dir hier den aktuellen Stand der Wissenschaft wieder, wie diese Substanzen auf deinen Schlaf wirken. Daraus kannst du dann schlussfolgern, was du möchtest.

Ich rotweine mich abends in den Schlaf.

Unbekannt

Ein Glas Bier, Wein oder was auch immer du dir am Abend genehmigst, kann tatsächlich dafür sorgen, dass du schneller einschläfst. Du fühlst dich gut und entspannst dich, weil Endorphine ausgeschüttet werden. Während sie langsam abgebaut werden, wirst du müde und schläfst ein. Wenn es jedoch mehr als ein Glas wird, war es das auch schon mit den Vorteilen, denn obwohl es sich vielleicht nicht so anfühlt – betrunken wird dein Schlaf schlechter. Denn: Alkohol betäubt dich – und das ist etwas völlig anderes als gesunder Schlaf. Aber was passiert da genau? Alkohol wirbelt deine Schlafphasen gehörig durcheinander. Vor allem die wichtigen REM-Phasen, in denen du träumst und Emotionen verarbeitest, werden in der ersten Hälfte der Nacht deutlich verkürzt. Dein «betrunkenes» Gehirn gibt zwar sein Bestes, den nötigen REM-Schlaf in der zweiten Hälfte nachzuholen, allerdings gelingt ihm das nicht perfekt, und dein REM-Schlaf wird unruhig und flach. Es folgen intensive und verwirrende Träume und ebenso wirre Wachphasen zwischendurch. Bei Frauen tritt dieser Effekt sogar noch etwas stärker auf als

Vielen hilft der Alkohol, sich für so fähig zu halten, wie sie es ohne Alkohol wären.

Gregor Brand

bei Männern.[124] Die aus dem Takt geratenen Schlafphasen sind ein Grund, warum wir uns am nächsten Tag so ausgelaugt fühlen.[125]

Zu viel Zechen am Abend kann deinen Schlaf auch noch auf andere Weise ruinieren: Du schnarchst eher und erhöhst die Gefahr, eine gefährliche Schlafapnoe zu entwickeln. Du schwitzt stärker, und dein Herz schlägt schneller, weil der Körper mehr vom wach machenden Stresshormon Cortisol ausschüttet.[126] Außerdem wachst du häufiger auf, weil du öfter auf die Toilette musst. Die vielen negativen Effekte überwiegen also haushoch den Vorteil des schnellen Einschlummerns. Falls du dir gelegentlich mal einen abendlichen Drink bestellst, ist das noch kein großes Problem: Die Schlafphasen werden erst ab 0,6 Gramm Alkohol pro Kilogramm Körpergewicht massiv gestört. Das macht bei einem 70 Kilogramm schweren Menschen etwa einen Liter Bier oder eine halbe Flasche Wein aus.[127] Grundsätzlich reduzierst du den negativen Effekt für deinen Schlaf auch, wenn du in den frühen Abendstunden trinkst, denn dann hat dein Körper mehr Zeit, um den Alkohol wieder abzubauen. Eine ultimative Zeitdauer lässt sich schlecht abschätzen, weil es dabei immer auf die Anzahl der Drinks und dein Körpergewicht ankommt. Hast du nur ein Bier oder ein Glas Wein getrunken, genügen etwa drei bis vier Stunden zum Ausnüchtern, um den negativen Effekt auf deinen Schlaf zu minimieren.[128]

Auch Cannabis betäubt dich und unterdrückt den für deine Psyche so gesunden REM-Schlaf.[129] Wenn du mit Kiffen deine Schlafprobleme lösen willst und irgendwann wieder aufhörst, kriegst du nicht nur deine Probleme zurück. Sehr wahrscheinlich hast du sie sogar verschlimmert. Denn dein Gehirn erzeugt jetzt einen sogenannten Rebound-Effekt, das heißt, du schläfst noch schlechter und träumst mehr und intensiver, weil dein Gehirn versucht – ähnlich wie beim Alkohol –, den verlorenen REM-Schlaf aufzuholen. Ein großer Trend ist aktuell Cannabidiol (CBD), ein entspannender, nicht berauschender Bestandteil von Cannabis. Es gibt ein paar erste Hinweise, dass CBD Ängste lösen und deshalb beim Entspannen helfen kann. Hier haben die Studien aber noch nicht genug Erkenntnisse gebracht, eine direkte positive Wirkung wurde bisher noch nicht wissenschaftlich bestätigt.

Halte dir jeden Tag
30 Minuten für deine
Sorgen frei und in
dieser Zeit mache ein
Nickerchen.

Abraham Lincoln

Wochenroutine

MEIN GEWOHNHEITS-TRACKER

	M	D	M	D	F	S	S
1	○	○	○	○	○	○	○
2	○	○	○	○	○	○	○
3	○	○	○	○	○	○	○
4	○	○	○	○	○	○	○
5	○	○	○	○	○	○	○

NOTIZEN & IDEEN

M D M D F S S ....

Ich bin dankbar für ...

....

....

MEIN SCHLAF

So habe ich diese Nacht geschlafen:

Diese guten Erkenntnisse ziehe ich daraus:

IN DEN ERSTEN 60 MINUTEN:

Schon **natürliches Licht** getankt?

In einem dankbaren Herzen
herrscht ewiger Sommer.
Celia Thaxter

Gewohnheits-Tracker genutzt?

KOPF FREI

Meine wichtigsten To-dos morgen:

RUHE HERBEI

So habe ich für Entspannung gesorgt:

Darauf freue ich mich morgen besonders ...

....

....

M D M D F S S ....

Ich bin dankbar für ...

MEIN SCHLAF

So habe ich diese Nacht geschlafen:

Diese guten Erkenntnisse ziehe ich daraus:

IN DEN ERSTEN 60 MINUTEN: Schon **natürliches Licht** getankt?

Glücklich ist der Mensch, der dem Glück nicht hinterherrennt wie einem Falter, sondern dankbar ist für alles, was ihm gegeben wird.

Phil Bosmans

Gewohnheits-Tracker genutzt?

KOPF FREI

Meine wichtigsten To-dos morgen:

RUHE HERBEI

So habe ich für Entspannung gesorgt:

Darauf freue ich mich morgen besonders ...

M D M D F S S ....

Ich bin dankbar für ...

MEIN SCHLAF

So habe ich diese Nacht geschlafen:

Diese guten Erkenntnisse ziehe ich daraus:

IN DEN ERSTEN 60 MINUTEN:
Schon **natürliches Licht** getankt?

Der beste Aussichtsturm des Lebens
ist die Gelassenheit.
Ernst Ferstl

Gewohnheits-Tracker genutzt?

KOPF FREI

Meine wichtigsten To-dos morgen:

RUHE HERBEI

So habe ich für Entspannung gesorgt:

Darauf freue ich mich morgen besonders ...

M D M D F S S ....

Ich bin dankbar für ...

MEIN SCHLAF

So habe ich diese Nacht geschlafen:

Diese guten Erkenntnisse ziehe ich daraus:

IN DEN ERSTEN 60 MINUTEN:
Schon **natürliches Licht** getankt?

Mein Bett und ich verstehen uns blind.
Manchmal liegen wir stundenlang da.
Ohne zu reden.
Unbekannt

Gewohnheits-Tracker genutzt?

KOPF FREI

Meine wichtigsten To-dos morgen:

RUHE HERBEI

So habe ich für Entspannung gesorgt:

Darauf freue ich mich morgen besonders ...

M D M D F S S ....

Ich bin dankbar für ...

MEIN SCHLAF

So habe ich diese Nacht geschlafen:

Diese guten Erkenntnisse ziehe ich daraus:

IN DEN ERSTEN 60 MINUTEN:

Schon **natürliches Licht** getankt?

Suche nach Ruhe, aber durch das Gleichgewicht, nicht durch den Stillstand deiner Tätigkeit.

Friedrich Schiller

Gewohnheits-Tracker genutzt?

KOPF FREI

Meine wichtigsten To-dos morgen:

RUHE HERBEI

So habe ich für Entspannung gesorgt:

Darauf freue ich mich morgen besonders ...

M D M D F S S ....

Ich bin dankbar für ...

MEIN SCHLAF

So habe ich diese Nacht geschlafen:

Diese guten Erkenntnisse ziehe ich daraus:

IN DEN ERSTEN 60 MINUTEN: Schon **natürliches Licht** getankt?

Achtsamkeit bedeutet, dass wir ganz bei unserem Tun verweilen, ohne uns ablenken zu lassen.

Dalai Lama

Gewohnheits-Tracker genutzt?

KOPF FREI

Meine wichtigsten To-dos morgen:

RUHE HERBEI

So habe ich für Entspannung gesorgt:

Darauf freue ich mich morgen besonders ...

M D M D F S S ....

Ich bin dankbar für ...

MEIN SCHLAF

So habe ich diese Nacht geschlafen:

Diese guten Erkenntnisse ziehe ich daraus:

IN DEN ERSTEN 60 MINUTEN:

Schon **natürliches Licht** getankt?

Nichts lässt dich morgens besser wach werden als das Gefühl, verschlafen zu haben.

Unbekannt

Gewohnheits-Tracker genutzt?

KOPF FREI

Meine wichtigsten To-dos morgen:

RUHE HERBEI

So habe ich für Entspannung gesorgt:

Darauf freue ich mich morgen besonders ...

So wird dein Schlafzimmer

... zur Wohlfühloase.

Wie fühlt es sich an, wenn du nachts allein durch eine dunkle Gasse gehst? Vermutlich bist du angespannt und verhältst dich vorsichtiger als sonst. Oder nehmen wir ein schöneres Beispiel: Wie fühlt es sich an, wenn du in einem idyllischen Wald oder am Meer bist? Entspannend, oder? Wir Menschen sind Gewohnheitstiere, und unser Verhalten an die Umgebung anzupassen, ist nicht nur eine Fähigkeit unseres Gehirns, sondern seine primäre Aufgabe. Und das macht unser Gehirn ständig und ganz automatisch, nicht nur als wir vor Jahrmillionen in der Natur lebten. Im Prinzip macht uns diese Fähigkeit das Leben bis heute sicherer. Daher ist es auch kein Zufall, dass das englische Wort *habit*, also Gewohnheit, demselben lateinischen Wortstamm entspringt wie das deutsche Wort *Habitat*, was so viel wie Lebensraum bedeutet. Dein Lebensraum prägt jede deiner Gewohnheiten, und deshalb wirfst du vielleicht in der Küche automatisch die Kaffeemaschine an oder öffnest die Kühlschranktür, während du im Wohnzimmer unweigerlich ans Fernsehen denkst.

Jede Menge Krempel im Ruhetempel?

Was hat das jetzt mit deinem Schlaf zu tun? Schließlich haben wir nachts die Augen zu und liegen sicher in unseren vier Wänden, welche Rolle sollte die Umgebung da also spielen? Nun, wie sich herausstellt, hat dein Schlafzimmer einen großen Einfluss auf deine Gewohnheiten und Gedanken – und die sind maßgeblich für deinen guten Schlaf.

Idealerweise ist dein Schlafdomizil so gestaltet, dass es dein Gehirn am Abend nicht stresst, schließlich soll es in dir ein Gefühl von Ruhe und Entspannung auslösen.[130] Auch das ist ein wichtiger Teil der Schlafhygiene.

Doch bei manchen Menschen erinnert das Schlafzimmer eher an eine Rumpelkammer mit Bergen von Schmutzwäsche als an einen Ruhetempel. In diesem Fall erhält dein Gehirn möglicherweise Signale, die es eher an dringend nötige Arbeit im Haushalt als an guten Schlaf denken lässt.[131] Flachbildschirme, Smartphones oder Laptops sowie die dazugehörigen Ladekabel rufen eher nach stundenlangen Netflix-Sessions oder unbeantworteten Chat-Nachrichten als nach süßen Träumen.[132] Auch wenn du als erwachsener Mensch vielleicht glaubst, selbst entscheiden zu können, wann du abschaltest: Dein Gehirn tut genau das eben oft nicht. Es tut, was es gewohnt ist, und nicht das, was gerade das Beste für dich wäre. Wenn du möchtest, dass dich dein Schlafgemach bei der Erholung unterstützt, anstatt dich daran zu hindern, dann verwandle es in eine echte Schlaf-Oase. Und egal, wie es aufgebaut oder eingerichtet ist: Es finden sich immer Stellschrauben, an denen du drehen kannst, um gute Gefühle zu beflügeln. Empfohlen ist alles, was deine Sinne beruhigt.

Mein Schlafzimmer sieht aus, als hätte mein Kleiderschrank geniest.

Unbekannt

PRAXISTIPPS FÜR DIE SINNE

Sehen: ein schöner Anblick für den richtigen Schlafkick

Dein Schlafzimmer oder die Ecke mit deinem Bett sollte einzig und allein dein Tempel für eine erholsame Nachtruhe sein. Verwandle es in eine Augenweide und du sparst dir in Zukunft viel Zeit beim Schäfchenzählen.

Ordnung im Zimmer schafft Ordnung im Kopf: Sag Adieu zu Wäschebergen und offenen Kleiderschränken. Vor allem in Einzimmerwohnungen sind geschlossene Schränke super, um Reize zu reduzieren oder auch mal, um das Aufräumen zu vereinfachen. Und ein gemachtes Bett wirkt am Abend sehr viel einladender.

Umarme die Dunkelheit: Versuche, deinen Raum so gut es geht zu verdunkeln.[133] Dafür brauchst du deine Fenster nicht wie ein Vampir abzukleben, lichtundurchlässige Rollos sind schon für kleines Geld erhältlich. Verwende auch gedimmte Lampen. Wenn du mehr über Licht und Schlaf wissen möchtest, spring gerne zurück auf Seite 113.

Guter Schlaf ist Entertainment genug: Bildschirme, Laptops und Smartphones sind in anderen Räumen besser aufgehoben. Nutze lieber einen guten alten Wecker anstatt deines Handys. Im Idealfall nimmst du einen, auf dem du die Zeit im Dunkeln nicht siehst, damit sie dich nicht verrückt macht, wenn du mal wach wirst.

Streiche die Wände mit Ruhe: Idealerweise schaust du auf eine nackte Wand, wenn du in deinem Bett liegst. Ist das nicht möglich, hilft vielleicht ein schöner Raumteiler oder Gardinen. Vor allem wenn deine Wohnung ungünstig geschnitten ist oder du nur ein Zimmer hast. Als Wandfarben empfehlen Experten beruhigende, matte Farben oder Pastelltöne.[134]

Hören: Das Chillen klappt besser im Stillen

Geräusche wie das Schlagen einer Tür oder ein Gespräch können uns leicht aus dem Schlaf reißen oder daran hindern, einzuschlafen. Du hast zwar nur bedingt Einfluss auf deine Geräuschkulisse – außer du willst sowieso umziehen –, aber manchmal helfen schon kleine Tricks, um den Lärm zu reduzieren.

Polster für deine Ohren: Ob laute Nachbarschaft, Straßenlärm oder feuchtfröhliche Unterhaltungen in der Bar gegenüber – schallschluckende Vorhänge funktionieren wirklich gut. Wenn du frische Luft brauchst und dein Fenster offen lassen möchtest, können Ohrstöpsel helfen. Damit sie bequem sind, probiere verschiedene Sorten aus, bis du die richtigen gefunden hast.

Genieße Gutenachtgeschichten: Podcasts, Hörbücher oder Hörspiele zum Entspannen können deinem Oberstübchen helfen, abends leichter abzuschalten.[135] Falls dir das hilft, darfst du hier gern eine Ausnahme von der Technik-Abstinenz machen und dir eine Gutenachtgeschichte erzählen lassen. Dann empfiehlt es sich, dein Handy wenigstens in den Flugmodus zu schalten, dann stört dich niemand.

Riechen: die Oase für die Nase

Gerüche wirken in unserem Gehirn ohne Umwege auf das limbische System. Das ist der Ort, an dem Gefühle, Instinkte und Wahrnehmungen liegen.[136] Daher reagieren wir auf Gerüche unbewusst, schnell und sehr emotional. Deshalb sollte unsere Schlaf-Oase so duften, dass wir es dort lieben.[137]

Sorge für ein gutes Flair: Für die Nase ist es angenehmer, wenn du vollgeschwitzte Wäsche oder Sportzeug wegräumst. Wechsle möglichst alle zwei Wochen deine Bettwäsche, sodass du dich in deinem Schlafgemach immer wohlfühlst. Lavendelöl in einem Duftzerstäuber oder aufs Kopfkissen gesprüht, kann erwiesenermaßen den Schlaf verbessern.[138]

Verbessere die Luft: Lass vor dem Schlafen einmal frische Luft in dein Zimmer. Wenn sie über Nacht zu trocken wird, können Luftbefeuchter nachweislich helfen, deine Schleimhäute zu befeuchten, sodass du nachts besser atmen kannst, falls es in deinem Schlafzimmer zu trocken ist. Die optimale Luftfeuchtigkeit zum Schlafen liegt zwischen 40 und 60 Prozent.[139] Wenn du an einer Stauballergie leidest, kann auch ein Luftreiniger helfen.

Pflanzen sind wunderbare Nachtwächter: Eine perfekte Pflanze als Nachtwächter ist die pflegeleichte Sansevieria, auch Bogenhanf genannt. Im Gegensatz zu den meisten Pflanzen wandelt sie auch nachts noch ausgeatmetes Kohlendioxid in frischen Sauerstoff um. Das ist perfekt, wenn du nachts nicht lüften kannst, weil es zu kalt oder zu laut ist. Ganz nebenher wirkt sie auch beruhigend für das Auge, denn erwiesenermaßen reduzieren Pflanzen Stress.[140]

Fühlen: Bequem ist genauso wichtig wie angenehm

Ein altes Sprichwort lautet: «Wie man sich bettet, so liegt man.» Also mach dir das Drittel deines Lebens im Bett so gemütlich wie möglich. Auch alles, was deine Haut berührt, sollte sich gut anfühlen, denn sie ist dein größtes Sinnesorgan.

Kleide dich fein oder lass es ganz sein: Was du beim Schlafen trägst, ist nicht zu unterschätzen: Polyester, Acryl oder andere synthetische Stoffe bringen dich zum Schwitzen.[141] Baumwolle, Seide oder Leinen ermöglichen deiner Haut, zu atmen, und fühlen sich meistens angenehmer an. Ganz ohne Schlafanzug geht es natürlich auch.

> **Mein Bett gehört mir, aber ich habe nichts gegen's Teilen.**
>
> *Unbekannt*

Bette dich in natürlichen Stoffen: Wie auch beim Pyjama ist die richtige Bettwäsche wichtig für ein wohliges Gefühl und eine gute Nacht. Atmungsaktives Material hilft, die Körpertemperatur zu regulieren. Mache einen Bogen um synthetische Bettwäsche und setze auf 100 Prozent Baumwolle, denn sie kann bei 60 Grad C gewaschen werden und ist atmungsaktiv.[142]

Mach Liebe: Eine Sache gibt es noch, die du im Schlafzimmer tun solltest, außer zu schlafen – und zwar mit jemandem zu schlafen. Beim Sex wird ein wundervoller Cocktail aus Hormonen ausgeschüttet, der für viele das beste Schlafmittel der Welt ist, etwa das beruhigende Kuschelhormon Oxytocin.[143] Und machen wir uns nichts vor: Einen Orgasmus hast du auch allein in der Hand. Übrigens: Wenn dein Partner oder deine Partnerin sich ständig rumwälzen oder schnarchen, kann es für deinen Schlaf – und somit auch für dein Leben und eure Beziehung – die schlauste Entscheidung sein, in getrennten Zimmern zu schlafen.

Im Bett liegen wäre erst vollkommen und köstlich, wenn man einen genügend langen Farbpinsel hätte, um an die Decke zu malen.

G. K. Chesterton

Monatsroutine Monat: ....

Fokus & Konzentration	1	2	3	4	5	6	7	8	9	10
Ruhe & Gelassenheit	1	2	3	4	5	6	7	8	9	10
Kreativität	1	2	3	4	5	6	7	8	9	10
Produktivität	1	2	3	4	5	6	7	8	9	10
Achtsamkeit	1	2	3	4	5	6	7	8	9	10
Lebensfreude	1	2	3	4	5	6	7	8	9	10
Motivation & Energie	1	2	3	4	5	6	7	8	9	10
Ausdauer & Disziplin	1	2	3	4	5	6	7	8	9	10
Kraft	1	2	3	4	5	6	7	8	9	10
Gesundheit	1	2	3	4	5	6	7	8	9	10
Gedanken & Emotionen	1	2	3	4	5	6	7	8	9	10
	1	2	3	4	5	6	7	8	9	10
	1	2	3	4	5	6	7	8	9	10

ERKENNTNISSE & IDEEN

Wie sieht es in deinen zwei Fokusbereichen aus? Was hat sich verändert? Wie wirkt sich die Veränderung auf deinen Schlaf aus?

1. Lebensbereich:

2. Lebensbereich:

Wochenroutine

MEIN GEWOHNHEITS-TRACKER

	M	D	M	D	F	S	S
1	○	○	○	○	○	○	○
2	○	○	○	○	○	○	○
3	○	○	○	○	○	○	○
4	○	○	○	○	○	○	○
5	○	○	○	○	○	○	○

NOTIZEN & IDEEN

M D M D F S S ....

Ich bin dankbar für ...

MEIN SCHLAF

So habe ich diese Nacht geschlafen:

Diese guten Erkenntnisse ziehe ich daraus:

IN DEN ERSTEN 60 MINUTEN:
Schon **natürliches Licht** getankt?

Dass uns eine Sache fehlt, sollte uns nicht davon abhalten, alles andere zu genießen.

Jane Austen

Gewohnheits-Tracker genutzt?

KOPF FREI

Meine wichtigsten To-dos morgen:

RUHE HERBEI

So habe ich für Entspannung gesorgt:

Darauf freue ich mich morgen besonders ...

M D M D F S S ....

Ich bin dankbar für ...

MEIN SCHLAF

So habe ich diese Nacht geschlafen:

Diese guten Erkenntnisse ziehe ich daraus:

IN DEN ERSTEN 60 MINUTEN: Schon **natürliches Licht** getankt?

Beginne den Tag mit einem Dank für den vergangenen. Denn es gibt keinen Tag, an dem dir nicht etwas Dankenswertes begegnet.

Unbekannt

Gewohnheits-Tracker genutzt?

KOPF FREI

Meine wichtigsten To-dos morgen:

RUHE HERBEI

So habe ich für Entspannung gesorgt:

Darauf freue ich mich morgen besonders ...

M D M D F S S ....

Ich bin dankbar für ...

MEIN SCHLAF

So habe ich diese Nacht geschlafen:

Diese guten Erkenntnisse ziehe ich daraus:

IN DEN ERSTEN 60 MINUTEN: Schon **natürliches** Licht getankt?

Glück ist nicht in einem ewig lachenden Himmel zu suchen, sondern in ganz feinen Kleinigkeiten, aus denen wir unser Leben zurechtzimmern.

Carmen Sylva

Gewohnheits-Tracker genutzt?

KOPF FREI

Meine wichtigsten To-dos morgen:

RUHE HERBEI

So habe ich für Entspannung gesorgt:

Darauf freue ich mich morgen besonders ...

M D M D F S S ....

Ich bin dankbar für ...

....

....

MEIN SCHLAF

So habe ich diese Nacht geschlafen:

Diese guten Erkenntnisse ziehe ich daraus:

IN DEN ERSTEN 60 MINUTEN: Schon **natürliches Licht** getankt?

Einschlafen ginge viel schneller, müsste man nicht zuerst alle geöffneten Tabs im Kopfbrowser schließen.

Unbekannt

Gewohnheits-Tracker genutzt?

KOPF FREI

Meine wichtigsten To-dos morgen:

RUHE HERBEI

So habe ich für Entspannung gesorgt:

Darauf freue ich mich morgen besonders ...

....

....

M D M D F S S ....

Ich bin dankbar für ...

MEIN SCHLAF

So habe ich diese Nacht geschlafen:

Diese guten Erkenntnisse ziehe ich daraus:

IN DEN ERSTEN 60 MINUTEN: Schon **natürliches Licht** getankt?

Der Schlaf ist für den Menschen,
was das Aufziehen für die Uhr.
Arthur Schopenhauer

Gewohnheits-Tracker genutzt?

KOPF FREI

Meine wichtigsten To-dos morgen:

RUHE HERBEI

So habe ich für Entspannung gesorgt:

Darauf freue ich mich morgen besonders ...

M D M D F S S ....

Ich bin dankbar für ...

MEIN SCHLAF

So habe ich diese Nacht geschlafen:

Diese guten Erkenntnisse ziehe ich daraus:

IN DEN ERSTEN 60 MINUTEN:
Schon **natürliches Licht** getankt?

Man sollte von Zeit zu Zeit von sich zurücktreten,
wie ein Maler von seinem Bilde.
Christian Morgenstern

Gewohnheits-Tracker genutzt?

KOPF FREI

Meine wichtigsten To-dos morgen:

RUHE HERBEI

So habe ich für Entspannung gesorgt:

Darauf freue ich mich morgen besonders ...

M D M D F S S ....

Ich bin dankbar für ...

MEIN SCHLAF

So habe ich diese Nacht geschlafen:

Diese guten Erkenntnisse ziehe ich daraus:

IN DEN ERSTEN 60 MINUTEN: Schon **natürliches Licht** getankt?

Ich bin so gut im Bett. Ich falle selten raus!

Unbekannt

Gewohnheits-Tracker genutzt?

KOPF FREI

Meine wichtigsten To-dos morgen:

RUHE HERBEI

So habe ich für Entspannung gesorgt:

Darauf freue ich mich morgen besonders ...

Die Schlafposition

... alles eine Frage der richtigen (Schlaf-)Haltung.

Gehörst du zu den Leuten, die sofort einschlafen können, ganz egal, ob du gerade im Flugzeug oder am Schreibtisch sitzt? Kannst du nur zusammengekauert wie ein Rollmops auf dem weichsten Federbett behutsam in das Land der Träume abdriften? Oder musst du vor dem Schlafen erst eine komplette Choreografie aufführen, bis du die richtige Haltung gefunden hast? Wie auch immer du dich bettest, fest steht: Die meisten Menschen haben eine Lieblingsposition, die ihnen beim Einschlafen hilft.

Ein gut schlafender der Rücken kann auch entzücken.

Unbekannt

Trotzdem kann der ein oder andere Stellungswechsel ein Wundermittel für noch himmlischeren Schlaf sein. Lass dich daher gerne inspirieren, welche Schlafposition dir für deine Schlafhygiene am meisten zusagt – zumindest zum Wegdämmern, im Schlaf kannst du ja nicht mehr viel beeinflussen. Ein Mythos-Pflaster ziehe ich aber noch schnell ab: Es hieß lange einstimmig, dass die beste Schlafposition nichts nützt, wenn man sie nicht auf einer steinharten Matratze ausschläft. Inzwischen sehen viele Fachleute das nicht mehr so eng. Viel wichtiger ist es, im Matratzenladen deines Vertrauens eine Unterlage zu wählen, die zu deinen Bedürfnissen passt – und die sind nun mal individuell.

Die Rückenlage – eine königliche Haltung

Wenn du dich gesünder und schöner schlafen möchtest, bietet dir diese Position die meisten Vorteile. Hier belastest du Organe und Atemwege am wenigsten, was eine bessere Luft- und Blutzirkulation ermöglicht. Außerdem unterstützt diese Lage die natürliche Ausrichtung der Wirbelsäule, was wiederum ein Segen bei Spannungskopfschmerzen sein kann. Da du dein Gesicht in der Rückenlage nicht die ganze Zeit in ein Kopfkissen drückst, haben (neue) Falten, Hautunreinheiten und Reizungen schlechte Karten. Bei Hautproblemen empfehlen Ärztinnen und Ärzte übrigens immer, die

Rückenposition und zudem den Kissenbezug mindestens einmal die Woche zu wechseln. Bakterien fühlen sich dort nämlich paradiesisch wohl. Ganz weglassen kannst du das Kissen, wenn dich Nackenbeschwerden plagen. Ohne die Unterlage fällt die Überstreckung der Halsmuskulatur weg, die besonders bei Schreibtischtätern und Smartphone-Liebhaberinnen für Verspannungen und Kopfschmerzen sorgt.[144] Wenn dir das schwerfällt, reduziere die Kissenhöhe nach und nach, bis du dich daran gewöhnt hast.

Die Seitenlage – auf der anderen Seite ist es aber auch ganz schön

Auf der Seite schlafen die meisten am allerliebsten. Im Gegensatz zur Rückenposition ist die Seitenlage bestens geeignet, wenn dir Schlafapnoe oder Schnarchen Probleme bereiten.[145] Schwangeren wird sogar empfohlen, auf der Seite zu liegen – vor allem in den letzten drei Monaten. Untersuchungen haben gezeigt, dass das Risiko einer Totgeburt durch das Schlafen auf der Seite deutlich gesenkt werden kann.[146] Auch bei Sodbrennen ist diese Position eine Wohltat für dich, aber nur auf der linken Seite. Die andere Seite kann die Symptome sogar verschlimmern, weil sie den Magen in eine Position bringt, die den Rückfluss der Magensäure begünstigt.

Die rechte Seite ist hingegen deine beste Freundin, wenn deine Medikamente schneller wirken sollen (bis zu 90 (!) Minuten schneller als auf der anderen Seite, um genau zu sein).[147] Das liegt daran, dass dann der Winkel steiler ist, in dem das Medikament durch den Magen rutscht. Auch wenn du unter Herzproblemen leidest, ist die rechte Seite geeigneter, da das Gewicht auf der linken Seite Druck auf das Herz ausübt und dein Körper Stresshormone ausschüttet, um die Herzleistung zu steigern.[148]

Wenn du zu verkürzten Sehnen und Muskeln neigst, schlaf in dieser Position besser mit ausgestreckten Beinen. Angezogene Beine verkürzen den Hüftbeuger und die Wadenmuskulatur so, also würdest du noch einmal sieben Stunden auf dem Bürostuhl verbringen. Wenn dir das schwerfällt, kannst du auch nur ein Bein strecken. Für einen Mini-Dehnungseffekt am Abend legst du dich aber am besten in die Rückenlage, packst das Ende deiner Bettdecke unter deine Fersen und streckst deine aufrecht stehenden Füße mithilfe der Spannung deiner Bettdecke. Und mit etwas Übung klappt es dann auch bald ganz bestimmt mit dem Spagat.

Die Bauchlage – für die ganz Verdrehten

Diese Position ist am wenigsten verbreitet. Viele Menschen scheinen schon intuitiv zu wissen, dass sie nicht sonderlich gut für den Körper ist. Auch Experten raten von dieser Haltung ab, da die Fehlstellung der Wirbelsäule, die diese Position verursacht, eher zu Nacken-, Rücken- und Schulterschmerzen führt. Ich habe früher liebend gerne auf dem Bauch geschlafen und kann das leider nur bestätigen. Einzig fürs Schnarchen und bei Schlafapnoe soll diese Position Linderung schaffen – aber das kann die Seitenposition auch. Solange du also kein Schlangenmensch bist, gibt's leider keine Empfehlung für diese Position.

Wenn man mich morgens schlafen lässt, nicht anspricht, mir Kaffee kocht, Frühstück bringt und Sex anbietet, bin ich auch ein Morgenmensch.

Unbekannt

Wochenroutine

MEIN GEWOHNHEITS-TRACKER

	M	D	M	D	F	S	S
1	○	○	○	○	○	○	○
2	○	○	○	○	○	○	○
3	○	○	○	○	○	○	○
4	○	○	○	○	○	○	○
5	○	○	○	○	○	○	○

NOTIZEN & IDEEN

M D M D F S S ....

Ich bin dankbar für ...

MEIN SCHLAF

So habe ich diese Nacht geschlafen:

Diese guten Erkenntnisse ziehe ich daraus:

IN DEN ERSTEN 60 MINUTEN: Schon **natürliches Licht** getankt?

Es gibt auf der Welt kaum ein schöneres Übermaß als das der Dankbarkeit.

Jean de La Bruyère

Gewohnheits-Tracker genutzt?

KOPF FREI

Meine wichtigsten To-dos morgen:

RUHE HERBEI

So habe ich für Entspannung gesorgt:

Darauf freue ich mich morgen besonders ...

M D M D F S S ....

Ich bin dankbar für ...

MEIN SCHLAF

So habe ich diese Nacht geschlafen:

Diese guten Erkenntnisse ziehe ich daraus:

IN DEN ERSTEN 60 MINUTEN: Schon **natürliches Licht** getankt?

Menschen werden vergessen, was du gesagt hast,
Menschen werden vergessen, was du getan hast, aber Menschen
werden nie vergessen, welches Gefühl du ihnen gegeben hast.

Maya Angelou

Gewohnheits-Tracker genutzt?

KOPF FREI

Meine wichtigsten To-dos morgen:

RUHE HERBEI

So habe ich für Entspannung gesorgt:

Darauf freue ich mich morgen besonders ...

M D M D F S S ....

Ich bin dankbar für ...

MEIN SCHLAF

So habe ich diese Nacht geschlafen:

Diese guten Erkenntnisse ziehe ich daraus:

IN DEN ERSTEN 60 MINUTEN: Schon **natürliches Licht** getankt?

Der schwerste Abschied ist immer morgens von meinem Bett.
Unbekannt

Gewohnheits-Tracker genutzt?

KOPF FREI

Meine wichtigsten To-dos morgen:

RUHE HERBEI

So habe ich für Entspannung gesorgt:

Darauf freue ich mich morgen besonders ...

66 Tage

... Das 6-Minuten-Schlaftagebuch ist jetzt ein Teil von dir.

Du tust es! Und das ist richtig gut. Wenn du diese Zeilen liest, gehörst du zum kleinen Kreis der Macherinnen und Macher, die nicht nur große Reden schwingen, sondern ihr Vorhaben auch verwirklichen. Sei stolz auf dich! Blätter durch die vollgeschriebenen Seiten und genieße die Aussicht.

Wie du bereits weißt, sind neue Gewohnheiten nach durchschnittlich 66 Tagen verwurzelt. Gute Schlafroutinen, wie den Kopf abends von belastenden Gedanken zu befreien, deinen Tag positiv zu starten und zu beenden oder auch die richtige Portion Licht, und vielleicht auch Bewegung oder Koffein, sorgen inzwischen für deinen besseren Schlaf.

Hier eine kleine Erinnerung: Hochs und Tiefs sind bekanntlich Teil des Lebens. Egal, wie gut du deine Schlafhygiene pflegst und lebst, es wird immer Tage oder Perioden geben, in denen du nicht gut schläfst. Die WG-Party in der Nachbarwohnung lässt dein Herz im rhythmischen Beat schlagen, morgen startet die erste Woche bei deinem neuen Traumjob, dein Kind beginnt mit der Kita und schleppt wöchentlich eine andere Erkältung an. Es gibt viele Faktoren, die deinen Schlaf beeinträchtigen können, deswegen konzentrierst du dich mit diesem Journal auf die Dinge, die du selbst in der Hand hast. Erinnerst du dich noch an den HIN-ZU-Fokus von Seite 28?

Es gibt nichts Gutes,
außer man tut es.

Erich Kästner

Statt WEG-VON unkontrollierbaren Einflüssen, bewegst du dich mit dem *6-Minuten-Schlaftagebuch* bereits seit 66 Tagen aktiv HIN-ZU den Dingen, die du beeinflussen kannst, nämlich guten Schlafroutinen.

All diese vorteilhaften Schlafgewohnheiten sind durch die Nutzung des *6-Minuten-Schlaftagebuchs* schon ein Teil von dir geworden und werden es auch bleiben, solange du täglich weiter ein paar Fäden für dein stabiles Netz der guten Schlafgewohnheiten spinnst.

Natürlich ist es hiermit nicht getan, und natürlich sind 66 Tage keine punktgenaue Zeitangabe, aber die Hauptsache ist: Du bist auf dem goldrichtigen Weg.

Die Gewohnheit ist ein Seil. Wir weben jeden Tag einen Faden, und schließlich können wir es nicht mehr zerreißen.

Horace Mann

M D M D F S S ....

Ich bin dankbar für ...

MEIN SCHLAF

So habe ich diese Nacht geschlafen:

Diese guten Erkenntnisse ziehe ich daraus:

IN DEN ERSTEN 60 MINUTEN: Schon **natürliches Licht** getankt?

Auch die Pause gehört zur Musik.

Stefan Zweig

Gewohnheits-Tracker genutzt?

KOPF FREI

Meine wichtigsten To-dos morgen:

RUHE HERBEI

So habe ich für Entspannung gesorgt:

Darauf freue ich mich morgen besonders ...

M D M D F S S ……………………

Ich bin dankbar für …

MEIN SCHLAF

So habe ich diese Nacht geschlafen:

Diese guten Erkenntnisse ziehe ich daraus:

IN DEN ERSTEN 60 MINUTEN: Schon **natürliches Licht** getankt?

Wenn ich abends doch nur so müde
wäre wie morgens.
Unbekannt

Gewohnheits-Tracker genutzt?

KOPF FREI

Meine wichtigsten To-dos morgen:

RUHE HERBEI

So habe ich für Entspannung gesorgt:

Darauf freue ich mich morgen besonders …

M D M D F S S ....

Ich bin dankbar für ...

MEIN SCHLAF

So habe ich diese Nacht geschlafen:

Diese guten Erkenntnisse ziehe ich daraus:

IN DEN ERSTEN 60 MINUTEN: Schon **natürliches Licht** getankt?

Das Leben ist schwer – ein Grund mehr,
es auf die leichte Schulter zu nehmen.
Emil Gött

Gewohnheits-Tracker genutzt?

KOPF FREI

Meine wichtigsten To-dos morgen:

RUHE HERBEI

So habe ich für Entspannung gesorgt:

Darauf freue ich mich morgen besonders ...

M D M D F S S ....

Ich bin dankbar für ...

MEIN SCHLAF

So habe ich diese Nacht geschlafen:

Diese guten Erkenntnisse ziehe ich daraus:

IN DEN ERSTEN 60 MINUTEN:
Schon **natürliches Licht** getankt?

Lieber im Vorhinein über die Dinge schlafen, als im Nachhinein von ihnen wachgehalten zu werden.
Unbekannt

Gewohnheits-Tracker genutzt?

KOPF FREI

Meine wichtigsten To-dos morgen:

RUHE HERBEI

So habe ich für Entspannung gesorgt:

Darauf freue ich mich morgen besonders ...

Schlafmittel

... die Wunderpille existiert auch nicht in aller Stille.

Wie praktisch wäre eine Pille, die Schlafstörungen einfach in Luft auflöst? Leider gibt es sie nicht. Oft überwiegen die negativen Effekte von Schlafmitteln, oder die Wirkung geht nicht über den Placebo-Effekt – also einen scheinbaren Effekt – hinaus. Schlafmittel unterteilen sich in zwei Gruppen, in rezeptfrei verkäufliche und in verschreibungspflichtige Mittel. Rezeptfreie pflanzliche Schlafmittel wie Baldrian helfen nur minimal und auch nur, wenn du sie über mehrere Wochen einnimmst.[149] Allerdings sind die Studien, die diese Effekte gemessen haben, aufgrund der geringen Teilnehmerzahl nicht besonders aussagekräftig. Antihistaminika sind eigentlich Anti-Allergie-Mittel, die als Nebenwirkung müde machen. Sie stören deine Schlafphasen und machen dich tagsüber müde, viel gewonnen hast du in Sachen Schlaf also nicht.[150] Melatonin hilft nicht beim Durchschlafen, kann aber beim Einschlafen helfen, wobei frei verkäufliches Melatonin laut Studien nicht stärker als ein Placebo wirkt.[151] Natürlich kann auch diese Placebo-Wirkung das Einschlafen messbar verbessern. Höher dosiertes Melatonin wird in Deutschland nur Menschen über 55 Jahren auf Rezept verschrieben, das wirkt dann auch über den Placebo hinaus. Verschreibungspflichtige Schlafmittel (Benzodiazepine) kann man getrost als «harte Drogen» bezeichnen, denn sie machen sehr stark abhängig. Wie Alkohol betäuben sie das Gehirn und unterdrücken die Tiefschlaf- und REM-Phase. Oft gibt es dazu einen heftigen Kater, und außerdem stellt sich schnell ein starker Rebound-Effekt ein. Das bedeutet, wenn du die Mittel zwei Wochen lang nimmst und dann wieder absetzt, kämpfst du nicht nur mit Entzugserscheinungen, du schläfst auch noch schlechter als vorher.[152]

PRAXISTIPP

Nimm sie so selten und kurz wie möglich

Rezeptfreie Medikamente sind allenfalls eine gute Placebo-Stütze für den Kopf. Und auch verschreibungspflichtige Mittel sind nur in seltenen Fällen hilfreich, z. B. bei emotionalen Krisen oder in der Nacht vor einer Operation. Dass du tief geschlafen hast, ist aber nur ein subjektives Gefühl, erholter bist du nicht. Diese Mittel sind nur eine Notlösung für kurze Zeit, und du solltest sie nie ohne ärztlichen Rat nehmen. Besser ist es, deine Schlafprobleme an der Wurzel zu packen und langfristig zu lösen – und mit diesem Tagebuch bist du auf dem richtigen Weg.

Veränderungen sind am Anfang hart, in der Mitte chaotisch und am Ende wunderbar!

Unbekannt

Wochenroutine

MEIN GEWOHNHEITS-TRACKER

	M	D	M	D	F	S	S
1	○	○	○	○	○	○	○
2	○	○	○	○	○	○	○
3	○	○	○	○	○	○	○
4	○	○	○	○	○	○	○
5	○	○	○	○	○	○	○

NOTIZEN & IDEEN

M D M D F S S ……………………

Ich bin dankbar für …

MEIN SCHLAF

So habe ich diese Nacht geschlafen:

Diese guten Erkenntnisse ziehe ich daraus:

IN DEN ERSTEN 60 MINUTEN:
Schon **natürliches Licht** getankt?

Erholung ist die Würze der Arbeit.
Plutarch

Gewohnheits-Tracker genutzt?

KOPF FREI

Meine wichtigsten To-dos morgen:

RUHE HERBEI

So habe ich für Entspannung gesorgt:

Darauf freue ich mich morgen besonders …

M D M D F S S ....

Ich bin dankbar für ...

MEIN SCHLAF

So habe ich diese Nacht geschlafen:

Diese guten Erkenntnisse ziehe ich daraus:

IN DEN ERSTEN 60 MINUTEN:

Schon **natürliches Licht** getankt?

Schlaf ist kein Ersatz für guten Kaffee.
Kaffee ist aber auch kein Ersatz für guten Schlaf.

Unbekannt

Gewohnheits-Tracker genutzt?

KOPF FREI

Meine wichtigsten To-dos morgen:

RUHE HERBEI

So habe ich für Entspannung gesorgt:

Darauf freue ich mich morgen besonders ...

M D M D F S S ……………………

Ich bin dankbar für …

MEIN SCHLAF

So habe ich diese Nacht geschlafen:

Diese guten Erkenntnisse ziehe ich daraus:

IN DEN ERSTEN 60 MINUTEN:

Schon **natürliches Licht** getankt?

Bei harmonischen Menschen überwiegt die Ausgeglichenheit.

Ernst Ferstl

Gewohnheits-Tracker genutzt?

KOPF FREI

Meine wichtigsten To-dos morgen:

RUHE HERBEI

So habe ich für Entspannung gesorgt:

Darauf freue ich mich morgen besonders …

M D M D F S S ....

Ich bin dankbar für ...

MEIN SCHLAF

So habe ich diese Nacht geschlafen:

Diese guten Erkenntnisse ziehe ich daraus:

IN DEN ERSTEN 60 MINUTEN: Schon **natürliches Licht** getankt?

In Ruhe Wurzeln schlagen kann nur, wer aufhört, sich ständig umzuschauen und herumzuziehen.

Lucius Annaeus Seneca

Gewohnheits-Tracker genutzt?

KOPF FREI

Meine wichtigsten To-dos morgen:

RUHE HERBEI

So habe ich für Entspannung gesorgt:

Darauf freue ich mich morgen besonders ...

M D M D F S S ....

Ich bin dankbar für ...

MEIN SCHLAF

So habe ich diese Nacht geschlafen:

Diese guten Erkenntnisse ziehe ich daraus:

IN DEN ERSTEN 60 MINUTEN: Schon **natürliches Licht** getankt?

Ich bin heute beim Pullianziehen fast eingeschlafen, weil es für einen Moment kurz dunkel wurde.

Unbekannt

Gewohnheits-Tracker genutzt?

KOPF FREI

Meine wichtigsten To-dos morgen:

RUHE HERBEI

So habe ich für Entspannung gesorgt:

Darauf freue ich mich morgen besonders ...

M D M D F S S ....

Ich bin dankbar für ...

MEIN SCHLAF

So habe ich diese Nacht geschlafen:

Diese guten Erkenntnisse ziehe ich daraus:

IN DEN ERSTEN 60 MINUTEN: Schon **natürliches Licht** getankt?

Eine halbe Stunde Meditation ist absolut notwendig, außer, wenn man sehr beschäftigt ist, dann braucht man eine ganze Stunde.
Franz von Sales

Gewohnheits-Tracker genutzt?

KOPF FREI

Meine wichtigsten To-dos morgen:

RUHE HERBEI

So habe ich für Entspannung gesorgt:

Darauf freue ich mich morgen besonders ...

M D M D F S S ....

Ich bin dankbar für ...

MEIN SCHLAF

So habe ich diese Nacht geschlafen:

Diese guten Erkenntnisse ziehe ich daraus:

IN DEN ERSTEN 60 MINUTEN:
Schon **natürliches Licht** getankt?

Warum ist am Ende vom Kaffee eigentlich immer noch so viel Müdigkeit übrig?
Unbekannt

Gewohnheits-Tracker genutzt?

KOPF FREI

Meine wichtigsten To-dos morgen:

RUHE HERBEI

So habe ich für Entspannung gesorgt:

Darauf freue ich mich morgen besonders ...

Mögest du Ruhe finden,
wenn der Tag sich neigt
und deine Gedanken noch
einmal die Orte aufsuchen,
an denen du heute Gutes
erfahren hast. Auf dass die
Erinnerung dich wärmt
und gute Träume deinen
Schlaf begleiten.

Irisches Sprichwort

Wochenroutine

MEIN GEWOHNHEITS-TRACKER

	M	D	M	D	F	S	S
1	○	○	○	○	○	○	○
2	○	○	○	○	○	○	○
3	○	○	○	○	○	○	○
4	○	○	○	○	○	○	○
5	○	○	○	○	○	○	○

NOTIZEN & IDEEN

M D M D F S S ....

Ich bin dankbar für ...

MEIN SCHLAF

So habe ich diese Nacht geschlafen:

Diese guten Erkenntnisse ziehe ich daraus:

IN DEN ERSTEN 60 MINUTEN: Schon **natürliches Licht** getankt?

Danken ist eine Liebeserklärung an das Leben.

Irina Rauthmann

Gewohnheits-Tracker genutzt?

KOPF FREI

Meine wichtigsten To-dos morgen:

RUHE HERBEI

So habe ich für Entspannung gesorgt:

Darauf freue ich mich morgen besonders ...

M D M D F S S ....

Ich bin dankbar für ...

MEIN SCHLAF

So habe ich diese Nacht geschlafen:

Diese guten Erkenntnisse ziehe ich daraus:

IN DEN ERSTEN 60 MINUTEN: Schon **natürliches Licht** getankt?

Jeden Tag seines Lebens eine feine, kleine Bemerkung einzufangen – wäre schon genug für ein ganzes Leben.
Christian Morgenstern

Gewohnheits-Tracker genutzt?

KOPF FREI

Meine wichtigsten To-dos morgen:

RUHE HERBEI

So habe ich für Entspannung gesorgt:

Darauf freue ich mich morgen besonders ...

M D M D F S S ....

Ich bin dankbar für ...

MEIN SCHLAF

So habe ich diese Nacht geschlafen:

Diese guten Erkenntnisse ziehe ich daraus:

IN DEN ERSTEN 60 MINUTEN: Schon **natürliches Licht** getankt?

Genieße die kleinen Dinge im Leben,
denn eines Tages wirst du zurückblicken und realisieren,
dass sie die großen Dinge waren.

Kurt Vonnegut

Gewohnheits-Tracker genutzt?

KOPF FREI

Meine wichtigsten To-dos morgen:

RUHE HERBEI

So habe ich für Entspannung gesorgt:

Darauf freue ich mich morgen besonders ...

M D M D F S S ....

Ich bin dankbar für ...

MEIN SCHLAF

So habe ich diese Nacht geschlafen:

Diese guten Erkenntnisse ziehe ich daraus:

IN DEN ERSTEN 60 MINUTEN:
Schon **natürliches Licht** getankt?

Es braucht zu allem ein Entschließen –
selbst zum Genießen.
Eduard Bauernfeld

Gewohnheits-Tracker genutzt?

KOPF FREI

Meine wichtigsten To-dos morgen:

RUHE HERBEI

So habe ich für Entspannung gesorgt:

Darauf freue ich mich morgen besonders ...

M D M D F S S ....

Ich bin dankbar für ...

MEIN SCHLAF

So habe ich diese Nacht geschlafen:

Diese guten Erkenntnisse ziehe ich daraus:

IN DEN ERSTEN 60 MINUTEN: Schon **natürliches Licht** getankt?

Und mein Hirn so, wenn ich schlafen will:
«Ein Schaf, zwei Schafe, drei Schafe, 4 Enten, 5 Katzen, 6 Minuten, Klappstuhl, Yayaya Cocojambo, yaya yeah.»
Unbekannt

Gewohnheits-Tracker genutzt?

KOPF FREI

Meine wichtigsten To-dos morgen:

RUHE HERBEI

So habe ich für Entspannung gesorgt:

Darauf freue ich mich morgen besonders ...

M D M D F S S ....

Ich bin dankbar für ...

MEIN SCHLAF

So habe ich diese Nacht geschlafen:

Diese guten Erkenntnisse ziehe ich daraus:

IN DEN ERSTEN 60 MINUTEN: Schon **natürliches Licht** getankt?

Ich schnarche nicht, ich schnurre.

Unbekannt

Gewohnheits-Tracker genutzt?

KOPF FREI

Meine wichtigsten To-dos morgen:

RUHE HERBEI

So habe ich für Entspannung gesorgt:

Darauf freue ich mich morgen besonders ...

M D M D F S S ....

Ich bin dankbar für ...

MEIN SCHLAF

So habe ich diese Nacht geschlafen:

Diese guten Erkenntnisse ziehe ich daraus:

IN DEN ERSTEN 60 MINUTEN: Schon **natürliches Licht** getankt?

Ich bin wach. Mehr möchte ich zu meinem derzeitigen Zustand nicht sagen.
Unbekannt

Gewohnheits-Tracker genutzt?

KOPF FREI

Meine wichtigsten To-dos morgen:

RUHE HERBEI

So habe ich für Entspannung gesorgt:

Darauf freue ich mich morgen besonders ...

Gib deine Träume
nicht auf.
Schlaf weiter!

Unbekannt

Ein gewaltiger Meilenstein

... schreibst du noch oder schläfst du schon?

Es ist geschafft: Du hast dein *6-Minuten-Schlaftagebuch* heute vollendet – Brust raus und Kinn hoch! So konstant und proaktiv ist nicht jeder. Du kannst mächtig stolz auf dich sein!

Erinnerst du dich an den Schlaffragebogen zu Beginn des Journals? Als du damit vor einigen Monaten deinen Schlaf unter die Lupe genommen hast, war dein Kopf noch frei von fundiertem und praktischem Wissen dazu. Jetzt ist der Moment gekommen, den Fragebogen noch mal auszufüllen, um zu erkennen, was genau sich verändert hat. Spring also auf S. 40, schwing den Stift zur Feier des Tages ein letztes Mal. Wenn du jetzt zu müde bist, kein Problem. Du kannst den Fragebogen auch ganz entspannt morgen ausfüllen. Trifft sich eigentlich ganz gut, denn ...

... eine letzte Frage haben wir: Worauf freust du dich morgen besonders? Deine Antwort: «Dem *6-Minuten-Schlaftagebuch* eine Bewertung zu schreiben» ☺

Mit diesem Gefallen hilfst du mir und meinem kleinen Team immens, denn selbst wenn es nur ein kleiner Satz ist: Rezensionen – auf Amazon oder unserer Website urbestself.de – ermöglichen uns, weiterhin Journals zu entwickeln, die mehr Dankbarkeit, Achtsamkeit und Lebensfreude verbreiten. Danke für deine Unterstützung!

Ich freue mich übrigens über jede Nachricht von dir!
Schreib mir einfach auf Instagram:
@dominikspenst

Notizen & Ideen

Notizen & Ideen

Notizen & Ideen

Notizen & Ideen

Notizen & Ideen

Notizen & Ideen

Notizen & Ideen

Notizen & Ideen

Notizen & Ideen

Notizen & Ideen

Notizen & Ideen

Notizen & Ideen

Der 6-Minuten Podcast

... deine Portion Persönlichkeitsentwicklung to go!

Der Podcast für alles, was dein Leben glücklicher und erfolgreicher macht. Frei von Taschakkas, Feenstaub und esoterischem Wischiwaschi. Freu dich jeden Mittwoch auf knackige, wissenschaftlich fundierte 6-Minuten-Folgen für deine persönliche Weiterentwicklung.

Auf dem aktuellsten Stand der Forschung. Und auf den Punkt. Egal, ob morgens im Bad oder ein kurzer Hörschmaus vorm Einschlafen. Das weiß auch unsere Hörerschaft zu schätzen:

«Ich leite seit über 20 Jahren eine psychologische Gemeinschaftspraxis und dieser Podcast ist komplett anders als die Podcasts, die ich sonst kenne. So viel Mehrwert! Und alles in so wenigen Minuten!» – **Marion K.**

«Auch wenn es nur wenige wertvolle Minuten sind, so fühle ich mich danach immer wie nach einer grandiosen Meditation!» – **Anna**

«Das is mal ein Podcast, wie man ihn sich wünscht: kurz und knapp, aber informativ! Besonders gut: der Hinweis aufs ‹Machen›, aufs ‹Tun›.» – **Peter M.**

Such einfach in deiner Podcast-App «Der 6-Minuten-Podcast» oder scanne den QR-Code:

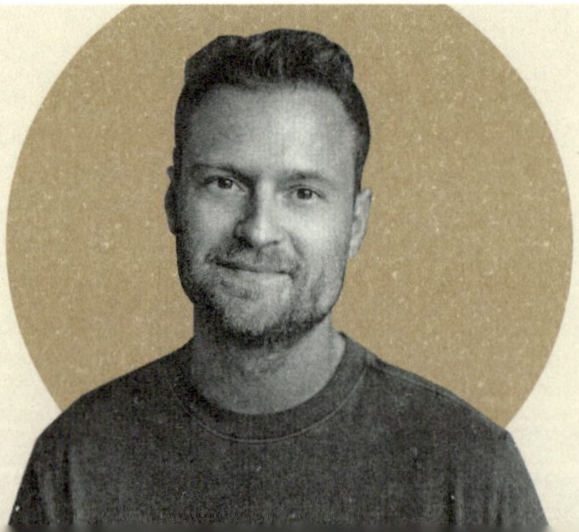

HÖR DICH GLÜCKLICH!

Quellen

1. Die Studie zum 6-Minuten-Tagebuch – Lorenz, T./ Algner, M./ Binder, B. (2022): A Positive Psychology Resource for Students? Evaluation of the Effectiveness of the 6 Minutes Diary in a Randomized Control Trial, in: Frontiers in Psychology, Vol. 13, https://doi.org/10.3389/fpsyg.2022.896741.
2. Medizinische Fachrichtungen – Approbation Ärztevermittlung (2022): Facharztrichtungen: Überblick aller medizinischen Fachrichtungen, https://approbatio.de/facharztrichtungen/, letzter Aufruf: 30.05.2023.
3. Keine Lehrstühle für Schlafmedizin in Deutschland – Vorster, Albrecht (2019): Warum wir schlafen: Weshalb unsere Beine manchmal keinen Schlaf finden, auch Schnecken sich schlau schlummern und andere faszinierende Erkenntnisse über den unbekannten Teil unseres Lebens, Heyne Verlag.
4. Doppelt so viele Todesfälle durch Schlaf wie durch Alkohol – Deutsche Gesellschaft für Schlafforschung und Schlafmedizin: Sekundenschlaf verursacht mehr tödliche Autounfälle als Alkohol, https://www.aerzteblatt.de/nachrichten/80493/Sekundenschlaf-verursacht-mehr-toedliche-Autounfaelle-als-Alkohol, letzter Aufruf: 30.05.2023.
5. 43 % der Deutschen leiden an Schlafproblemen – Statista Consumer Insights (2022), https://de.statista.com/infografik/29586/befragte-die-unter-schlafstoerungen-leiden/, letzter Aufruf: 30.05.2023
6. 80 % der Erwerbstätigen haben Probleme beim Ein- und Durchschlafen – Storm, Andreas (Hrsg.) (2017): Gesundheitsreport 2017 – Analyse der Arbeitsunfähigkeitsdaten, Update: Schlafstörungen, https://www.dak.de/dak/download/gesundheitsreport-2017-2108948.pdf, letzter Aufruf: 30.05.2023.
7. Schlafstörungen sind um 70 % gestiegen – Storm, Andreas (Hrsg.) (2017): Gesundheitsreport 2017 – Analyse der Arbeitsunfähigkeitsdaten, Update: Schlafstörungen, https://www.dak.de/dak/download/gesundheitsreport-2017-2108948.pdf, letzter Aufruf: 30.05.2023.
8. Politikerinnen, Führungskräfte bräuchten eine Stunde mehr pro Nacht – Welt (2011): Schlafmangel belastet Spitzenpolitiker und Manager, https://www.welt.de/wirtschaft/karriere/leadership/article13498370/Schlafmangel-belastet-Spitzenpolitiker-und-Manager.html, letzter Aufruf: 30.05.2023.
9. Ein Drittel der Spitzenpolitiker schläft weniger als fünf Stunden pro Nacht – siehe Quelle 8.
10. Symptome von Schlafmangel ähneln denen von Alkohol – ADAC e. V. (2022): Müdigkeit als häufige und bislang unterschätzte Unfallursache, https://assets.adac.de/image/upload/v1666773535/ADAC-eV/KOR/Text/PDF/unfallursache-muedigkeit-adac-sp-2210_lr3qzb.pdf, letzter Aufruf: 30.05.2023.
11. 70 % der Deutschen könnten während der Fernsehzeit mehr Schlaf finden – Techniker

Krankenkasse (2017): Schlaf gut, Deutschland – TK-Schlafstudie 2017, https://www.tk.de/resource/blob/2033604/eef53464692e64d14cf4c91b1c820bb9/schlaf-gut-deutschland-data.pdf, letzter Aufruf: 30.05.2023.

12. Konsequenzen von Schlafentzug sind gravierender als Nahrungs- oder Sportentzug – The Diary Of A CEO (2023): The World's No.1 Sleep Expert: The 6 Sleep Hacks You NEED! – Matthew Walker | E228, https://www.youtube.com/watch?v=Us8n8VBQn_c&t=751s, letzter Aufruf: 30.05.2023.
13. Erst 5 % des Meeresbodens sind bislang erforscht worden – Freund, Alexander (2021): Warum wissen wir so wenig über die Tiefsee?, in: Deutsche Welle, https://www.dw.com/de/warum-wissen-wir-so-wenig-%C3%BCber-die-tiefsee/a-59756647, letzter Aufruf: 30.05.2023.
14. Die tägliche Willenskraft ist eine limitierte Ressource – Hagger, M. S. / Wood, C. / Stiff, C. / Nikos, L. D. (2014): Ego Depletion and the Strength Model of Self-Control: A Meta-Analysis, in: Psychological Bulletin, Ausgabe 136 (4).
15. 66 Tage bis zur festen Gewohnheit – Lally, P. / Van Jaarsveld, C. H. M. / Potts, H. W. / Wardle, J. (2009): How habits are formed: Modelling habit formation in the real world, in: European Journal of Social Psychology, Ausgabe 40 (6).
16. Siehe Quelle 1.
17. Die Bedeutung von Schlüsselgewohnheiten – Duhigg, Charles (2014): The Power of Habits: Why We Do What We Do in Life and Business.
18. Matthew Walker über Schlaf – Walker, Matt (2019): Schlaf ist Ihre Superkraft, in: TED, https://www.ted.com/talks/matt_walker_sleep_is_your_superpower/c?language=de, letzter Aufruf: 30.05.2023.
19. Im Schlaf regeneriert sich unsere Haut – Lyons, A. B./ Moy, L./ Moy, R./ Tung, R. (2019): Circadian Rhythm and the Skin: A Review of the Literature, in: The Journal of clinical and aesthetic dermatology, Vol. 12 (9), S. 42–45, https://pubmed.ncbi.nlm.nih.gov/31641418, letzter Aufruf: 30.05.2023.
20. Höhere Krankheitsresistenz durch ausreichend Schlaf – Cohen, S./ Doyle, W. J./ Alper, C. M./ Janicki-Deverts, D./ Turner, R. B. (2009): Sleep Habits and Susceptibility to the Common Cold, in: Archives of internal medicine, Vol. 169 (1), S. 62–67, https://doi.org/10.1001%2Farchinternmed.2008.505, letzter Aufruf: 30.05.2023.
21. Doppelt effektiver Impfschutz durch Schlaf – Spiegel, K./ Rey, A. E./ Cheylus, A./ Ayling, K./ Benedict, C./ Lange, T./ Prather, A. A./ Taylor, D. J./ Irwin, M. R./ Van Cauter, E. (2023): A meta-analysis of the associations between insufficient sleep duration and antibody response to vaccination, in: Current Biology, Vol. 33 (5), S. 998–1005, https://doi.org/10.1016/j.cub.2023.02.017, letzter Aufruf: 30.05. 2023.
22. Nachtschichten führen zu mehr Übergewicht, häufigeren Herzinfarkten und früheren Toden – Mosendane T./ Mosendane T./ Raal F. J. (2008): Shift work and its effects on the cardiovascular system, in: Cardiovascular journal of Africa, Ausgabe 19 (4), S. 210–215, http://www.ncbi.nlm.nih.gov/pmc/articles/pmc3971766/, letzter Aufruf: 30.05.2023.
23. Schlaf hilft beim Abnehmen – Papatriantafyllou, E./ Efthymiou, D./ Zoumbaneas, E./ Popescu, C. A./ Vassilopoulou, E. (2022): Sleep Deprivation: Effects on Weight Loss and Weight Loss Mainte-

nance, in: Nutrients, Vol. 14 (8), https://doi.org/10.3390%2Fnu14081549, letzter Aufruf: 30.05.2023.

24. Bessere Fortschritte beim Krafttraining durch Schlaf – Ethier, Jeremy (2019): How much sleep do you need to build muscle? (9 studies), in: Built with Science, https://builtwithscience.com/fitness-tips/sleep-and-muscle-growth/, letzter Aufruf: 30.05.2023.
25. Das glymphatische System – Jessen N. A./ Munk A. S./ Lundgaard I./ Nedergaard M. (2015): The Glymphatic System: A Beginner's Guide, in: Neurochemical Research, Ausgabe 40 (12), https://doi.org/10.1007%2Fs11064-015-1581-6, letzter Aufruf: 30.05.2023.
26. Im Schlaf selektiert unser Gehirn wichtige Informationen heraus – Tadros, T./ Bazhenov, M. (2022): Role of Sleep in Formation of Relational Associative Memory, in: Journal of Neuroscience, Vol. 41 (27), S. 5330–5345, https://doi.org/10.1523/JNEUROSCI.2044-21.2022, letzter Aufruf: 30.05.2023.
27. Schlaf reduziert emotionale Spannungen und Verletzungen – Xiao, J./ Wang, R./ Hu, Y./ He, T./ Ruan, Z./ Chen, Q./ Peng, Z. (2022): Impacts of the psychological stress response on nonsuicidal self-injury behavior in students during the COVID-19 epidemic in China: the mediating role of sleep disorders, in: BMC Psychology, Vol.10 (87), https://doi.org/10.1186%2Fs40359-022-00789-6, letzter Aufruf: 30.05.2023.
28. Schlaf macht produktiv – Breus, Michael (2022): How Sleep Affects Work Productivity, in: The Sleep Doctor, https://thesleepdoctor.com/sleep-hygiene/sleep-and-productivity-at-work/, letzter Aufruf: 30.05.2023.
29. Stärkere Emotionsregulierung durch ausreichend Schlaf – Vandekerckhove, M./ Wang, Y.-L. (2018): Emotion, emotion regulation and sleep: An intimate relationship, in: AIMS neuroscience, Vol. 5 (1), S. 1–17, https://doi.org/10.3934%2FNeuroscience.2018.1.1, letzter Aufruf: 30.05.2023.
30. Walker, Matthew (2018): Das große Buch vom Schlaf – Die enorme Bedeutung des Schlafs, Goldmann Verlag.
31. Schlafphasen im Hypnogramm – Surel, Chris (2021): Die Tiefschlaf-Formel – Voller Energie – ohne eine Minute länger zu schlafen, Herder.
32. Wir nehmen unseren Schlaf erst ab Leichtschlafphase 2 wahr – Weeß, Hans-Günter (2018): Schlaf wirkt Wunder: Alles über das wichtigste Drittel unseres Lebens, Droemer Knaur Verlag.
33. Leichtschlafphasen nehmen den größten Anteil des Schlafs ein – Siehe Quelle 31.
34. Je mehr Tiefschlaf, desto stärker das Erinnerungsvermögen – Siehe Quelle 31.
35. Schon 1,5 Stunden Tiefschlaf bringen die Vorteile dieser Phase – Siehe Quelle 31 .
36. Albträume – Siehe Quelle 31
37. Die Schlafzyklen liegen zwischen 70 und 120 Minuten – Suni, Eric (2023): Stages of Sleep, in: Sleep Foundation, https://www.sleepfoundation.org/stages-of-sleep, letzter Aufruf: 30.05.2023.
38. Die zweite Nachthälfte nimmt der REM-Schlaf ein – Walker, Matthew (2018): Das große Buch vom Schlaf – Die enorme Bedeutung des Schlafs, Goldmann, S. 67.
39. Bei 1,5 Stunden weniger Schlaf verlieren wir 60 Prozent des REM-Schlafs – Siehe Quelle 31.
40. Bei 25 Prozent Schlafzeitverlust verlieren wir 90 Prozent des REM-Schlafs – Walker, Matthew (2018): Das große Buch vom

Schlaf – Die enorme Bedeutung des Schlafs, Goldmann, S. 70.
41. Die gängige optimale Schlafdauer – Walch, O. J./ Cochran, A./ Forger, D. B. (2016): A global quantification of «normal» sleep schedules using smartphone data, in: Science Advances, Vol. 2 (5), https://doi.org/10.1126/sciadv.1501705, letzter Aufruf: 30.05.2023.
42. Techniker Krankenkasse (2017): Schlaf gut, Deutschland – Siehe Quelle 11.
43. Empfehlung von Matthew Walker – Siehe Quelle 30.
44. Zu viel Schlaf kann zu Gewichtszunahme führen – Chaput, J. P./ Després, J. P./ Bouchard, C./ Tremblay, A. (2008): The association between sleep duration and weight gain in adults: a 6-year prospective study from the Quebec Family Study, in: SLEEP, Vol. 31 (4), S. 517–523, https://doi.org/10.1093%2Fsleep%2F31.4.517, letzter Aufruf: 30.05.2023.
45. Sowohl Kurz- als auch Langschläfer haben ein erhöhtes Risiko, früher zu sterben – Cappuccio, F. P./ D'Elia, L./ Strazzullo, P./ Miller, M. A. (2010): Sleep duration and all-cause mortality: a systematic review and meta-analysis of prospective studies, in: SLEEP, Vol. 33 (5), S. 585–592, https://doi.org/10.1093%2Fsleep%2F33.5.585, letzter Aufruf: 30.05.2023.
46. Höhere Lebenserwartung bei 6–9 Stunden Schlaf – Hirshkowitz, M./ Whiton, K./ Albert, S. M./ Alessi, C./ Bruni, O. et al. (2015): The National Sleep Foundation's sleep time duration recommendations: methodology and results summary, in: Sleep Health, Vol. 1 (1), S. 40–43, https://doi.org/10.1016/j.sleh.2014.12.010, letzter Aufruf: 30.05.2023.
47. Der Körper gewöhnt sich an Schlafpensum – Van Dongen, H. P./ Maislin, G./ Mullington, J. M./ Dinges, D. F. (2003): The cumulative cost of additional wakefulness: dose-response effects on neurobehavioral functions and sleep physiology from chronic sleep restriction and total sleep deprivation, in: Sleep, Vol. 26 (2), S. 117–126, https://doi.org/10.1093/sleep/26.2.117, letzter Aufruf: 30.05.2023.
48. Die Theorie der Schlaftypen – Siehe Quelle 30.
49. Anteil an Früh- und Spättypen – Siehe Quelle 32.
50. In einem Kilogramm Fett werden 9000 Kalorien abgespeichert – Birkel, Jörg (2019): Fettverbrennung: 1 Kilogramm Fett pro Woche einsparen, in: Trainingsworld, https://www.trainingsworld.com/training/fettverbrennung/fettverbrennung-kilogramm-fett-woche-einsparen-2363260, letzter Aufruf: 30.05.2023.
51. 60 Tage ohne Nahrung überleben – Barrell, Amanda (2020): How long can you survive without food?, in: MedicalNewsToday, https://www.medicalnewstoday.com/articles/how-long-can-you-go-without-food, letzter Aufruf: 30.05.2023.
52. Weltrekord im Schlafentzug liegt bei 18 Tagen – Atwal, Sanj (2023): What's the limit to how long a human can stay awake? And why we don't monitor the record, in: Guinness World Records, What's the limit to how long a human can stay awake? And why we don't monitor the record, letzter Aufruf: 30.05.2023.
53. Deutsche schlafen am Wochenende länger – Siehe Quelle 11.
54. Hans-Günter Weeß über müdigkeitsbedingte Risiken – Siehe Quelle 32.
55. Biologische Uhren in der Natur – Eelderink-Chen, Z./ Bosman, J./ Sartor, F./ Dodd, A. N./ Kovács, A. T./ Merrow, M. (2021): A

circadian clock in a nonphotosynthetic prokaryote, in: Science Advances, Vol. 7 (2), https://doi.org/10.1126/sciadv.abe2086, letzter Aufruf: 30.05.2023.

56. Gesünder leben nach unserem circadianen Rhythmus – Acosta-Rodríguez, V. A./ Rijo-Ferreira, F./ Green, C.B. et al. (2021): Importance of circadian timing for aging and longevity, Nature Communications, Vol. 12, https://doi.org/10.1038/s41467-021-22922-6, letzter Aufruf: 30.05.2023.
57. Schulunterricht beginnt für viele Kinder zu früh – Spiegel (2010): Späteres Aufstehen macht Schüler fitter, in: Spiegel Online, https://www.spiegel.de/lebenundlernen/schule/schlafmuetzen-studie-spaeteres-aufstehen-macht-schueler-fitter-a-704819.html, letzter Aufruf: 30.05.2023.
58. Schlechter Schlaf führt zu psychischen Problemen – Germain, A./ Kupfer, D. J. (2008): Circadian rhythm disturbances in depression, in: Human psychopharmacology, Vol. 23 (7), S. 571–585, https://doi.org/10.1002%2Fhup.964, letzter Aufruf: 30.05.2023.
59. Störungen im circadianen Rhythmus erhöhen das Risiko für Herz-Kreislauf-Erkrankungen – Chellappa, S. L./ Vujovic, N./Williams, J. S./ Scheer, F. A. J. L. (2019): Impact of circadian disruption on cardiovascular function and disease, in: Trends in endocrinology and metabolism, Vol. 30 (10), S. 767–779, https://doi.org/10.1016%2Fj.tem.2019.07.008, letzter Aufruf: 30.05.2023.
60. Störungen im circadianen Rhythmus erhöhen das Risiko für Adipositas – Covassin, N./ Singh, P./ Somers, V. K. (2017): Keeping Up with the Clock: Circadian Disruption and Obesity Risk, in: Hypertension, Vol. 68 (5), S. 1081–1090, https://doi.org/10.1161%2FHYPERTENSIONAHA.116.06588, letzter Aufruf: 30.05.2023.
61. Störungen im circadianen Rhythmus erhöhen das Risiko für Demenz – Musiek, E. C./ Xiong, D. D./ Holtzman, D. M. (2015): Sleep, circadian rhythms, and the pathogenesis of Alzheimer Disease, in: Experimental & molecular medicine, Vol. 47 (3), https://doi.org/10.1038%2Femm.2014.121, letzter Aufruf: 30.05.2023.
62. Störungen im circadianen Rhythmus erhöhen das Risiko für Krebs – Sulli, G./ Lam, M. T. Y./ Panda, S. (2019): Interplay between circadian clock and cancer: new frontiers for cancer treatment, in: Trends in Cancer, Vol. 5 (8), S. 475–494, https://doi.org/10.1016%2Fj.trecan.2019.07.002, letzter Aufruf: 30.05.2023.
63. 30 % der Angestellten haben keine regelmäßigen Arbeitszeiten mehr – Siehe Quelle 11.
64. Nachtschichten führen zu mehr Übergewicht, häufigeren Herzinfarkten und früheren Toden – Mosendane T./ Mosendane T./ Raal F. J. (2008): Shift work and its effects on the cardiovascular system, in: Cardiovascular journal of Africa, Ausgabe 19 (4), S. 210–215, http://www.ncbi.nlm.nih.gov/pmc/articles/pmc3971766/, letzter Aufruf: 30.05.2023.
65. Nachtschichten erhöhen das Risiko für Brustkrebs – Szkiela, M./ Kusidel, E./ Makowiec-Dabrowska, T./ Kaleta, D. (2021): How the Intensity of Night Shift Work Affects Breast Cancer Risk, in: International Journal of Environmental Research and Public Health, Ausgabe 18 (9), https://www.ncbi.nlm.nih.gov/pmc/articles/PMC8123502/, letzter Aufruf: 30.05.2023.
66. Ärzte sterben durchschnittlich früher als ihre Patienten – Pandey, S. K./ Sharma V.

(2019): Doctor, heal thyself: Addressing the shorter life expectancy of doctors in India, in: Indian journal of ophthalmology, Ausgabe 67 (7), S. 1248–1250, https://doi.org/10.4103/ijo.ijo_656_19, letzter Aufruf: 30.05.2023.

67. Nachtschichten erhöhen das Risiko für psychische Erkrankungen – Brown, J. P./ Martin, D./ Nagaria, Z./ Verceles A. C./ Jobe, S. L./ Wickwire, E. M. (2020): Mental Health Consequences of Shift Work: An Updated Review, in: Current psychiatry reports, Ausgabe 22 (2), https://doi.org/10.1007/s11920-020-1131-z, letzter Aufruf: 30.05.2023.
68. Die beste Zeit zum Schlafen schwankt – Nikbakhtian, S./ Reed, A. B./ Obika, B. D./ Morelli, D./ Cunningham, A. C./ Aral, M./ Plans, D. (2021): Accelerometer-derived sleep onset timing and cardiovascular disease incidence: a UK Biobank cohort study, in: European Heart Journal – Digital Health, Vol. 2 (4), S. 658–666, https://doi.org/10.1093/ehjdh/ztab088, letzter Aufruf: 30.05.2023.
69. Zur falschen Zeit Schlafengehen produziert weniger Melatonin – Gooley, J. J./ Chamberlain, K./ Smith, K. A./ Khalsa, S. B./ Rajaratnam, S. M./ Van Reen, E./ Zeitzer, J. M./ Czeisler, C. A./ Lockley, S. W. (2011): Exposure to room light before bedtime suppresses melatonin onset and shortens melatonin duration in humans, in: Journal of Clinical Endocrinology & Metabolism, Vol. 96 (3), S. 463–472, https://doi.org/10.1210%2Fjc.2010-2098, letzter Aufruf: 30.05.2023.
70. Im Tiefschlaf regulieren sich Gehirnfunktionen und das Risiko für Herzprobleme und Diabetes sinkt – siehe Quelle Nikbakhtian, S./ Reed, A. B./ Obika, B. D./ Morelli, D./ Cunningham, A. C./ Aral, M./ Plans, D. (2021): Accelerometer-derived sleep onset timing and cardiovascular disease incidence: a UK Biobank cohort study, in: European Heart Journal – Digital Health, Vol. 2 (4), S. 658–666, https://doi.org/10.1093/ehjdh/ztab088, letzter Aufruf: 30.05.2023.
71. Empfehlung zur Abweichung der Schlafenszeit – Huberman, Andrew (2022): Dr. Matthew Walker: The Science & Practice of Perfecting Your Sleep, in: Huberman Lab Podcast #31, https://www.youtube.com/watch?v=gbQFSMayJxk, letzter Aufruf: 30.05.2023.
72. Gesundheitliche Probleme von Nachtschichten begrenzen – Haufe Online Redaktion (2021): Nachtschicht: So können gesundheitliche Probleme & Folgen begrenzt werden, in: haufe.de, https://www.haufe.de/arbeitsschutz/gesundheit-umwelt/nachtschicht-und-ihre-gesundheitlichen-auswirkungen_94_440842.html, letzter Aufruf: 30.05.2023.
73. Empfehlungen bei Schichtarbeit – Bund-Verlag (Hrsg.) (2017): So lassen sich Belastungen abbauen, https://www.bund-verlag.de/aktuelles~so-lassen-sich-belastungen-abbauen~.html, letzter Aufruf: 30.05.2023.
74. Motivation durch Aktion – Manson, James (2019): How to get motivated, The «Do Something» Principle. https://markmanson.net/how-to-get-motivated, letzter Aufruf: 30.05.2023.
75. Bewusstsein für das Positive stärken durch kleine Erfolge – Amabile, Teresa / Kramer, Steven (2013): The Progress Principle: Using Small Wins to Ignite Joy, Engagement, and Creativity at Work, https://www.hbs.edu/faculty/Pages/item.aspx?num=40692, letzter Aufruf: 30.05.2023.

76. Erfolgsfokus steigert die Motivation und Selbstbewusstsein – Weick, Karl E. (1984): Small Wins: Redefining the Scale of Social Problems, in: American Psychologist, Vo. 39, S. 40–49, http://homepages.se.edu/cvonbergen/files/2013/01/Small-Wins_Redefining-the-Scale-of-Social-Problems.pdf, letzter Aufruf: 30.05.2023.
77. Ziele motivieren uns stärker, wenn sie zu unseren Werten passen – Levontin, L. / Bardi, A. (2019): Using Personal Values to Understand the Motivational Basis of Amity Goal Orientation, in: Frontiers in Psychology, Vol. 9.
78. Effekte bei Änderung der inneren Einstellung – Crum, Alia J./ Langer, Ellen J. (2007): Mind-set matters: Exercise and the placebo effect, in: Psychological Science, Vol. 18 (2), S. 165–171, https://dash.harvard.edu/bitstream/handle/1/3196007/Langer_ExcersisePlaceboEffect.pdf, letzter Aufruf: 28.04.2023.
79. Körpertemperatur durch Meditation steigern – Risen, Clay (2022): Dr. Herbert Benson, Who Saw the Mind as Medicinal, Dies at 86, in: The New York Times, https://www.nytimes.com/2022/02/17/health/dr-herbert-benson-dead.html, letzter Aufruf: 30.05.2023.
80. Placebo-Operationen können Schmerzen bei Arthrose lindern – Klinger, R./ Stuhlreyer, J./ Schmitz, J./ Zöllner, C./ Roder, C./ Krug, F. (2019): Psychologische Faktoren im Kontext perioperativer Knie- und Gelenkschmerzen: die Rolle der Behandlungserwartungen für den Schmerzverlauf, in: Der Schmerz, Vol. 33 (1), S. 13–21, https://doi.org/10.1007/s00482-018-0350-2, letzter Aufruf: 28.04.2023.
81. Placebo-Operationen können Schmerzen bei Rückenschmerzen lindern – Buchbinder, R./ Osborne R. H./ Ebeling, P. R./ Wark, J. D./ Mitchell, P./ Wriedt, C./ Graves, S./ Staples, M. P./ Murphy, B. (2009): A randomized trial of vertebroplasty for painful osteoporotic vertebral fractures, in: The New England journal of medicine, Vol. 6 (6), S. 557–568, https://doi.org/10.1056/nejmoa0900429, letzter Aufruf: 28.04.2023.
82. Einzigartige und langfristige Effekte von Dankbarkeit – Emmons, Robert A./ McCullough, Michael E. (2003): Counting Blessings Versus Burdens: An Experimental Investigation of Gratitude and Subjective Well-Being in Daily Life, in: Journal of Personality and Social Psychology, 84 (2).
83. Schlechtes wird intensiver wahrgenommen als Gutes – Baumeister, Roy F. / Bratslavsky, Ellen / Finkenauer, Catrin / Vohs, Kathleen D. (2001): Bad Is Stronger Than Good, in: Review of General Psychology, Ausgabe 5 (4).
84. Unsere Augen messen die Lichtstärke – Foster, R. G./ Hughes, S./ Jagannath, A./ Hankins, M. W./ Peirson, S. N. (2015): Photic regulation of clock systems, in: Methods in enzymology, Vol. 552, S. 125–143, https://doi.org/10.1016/bs.mie.2014.10.018, letzter Aufruf: 30.05.2023.
85. Die fotosensitiven retinalen Ganglienzellen sind für unseren circadianen Rhythmus verantwortlich – Foster, R. G./ Hughes, S./ Jagannath, A./ Hankins, M. W./ Peirson, S. N. (2015): Photic regulation of clock systems, in: Methods in enzymology, Vol. 552, S. 125–143, https://doi.org/10.1016/bs.mie.2014.10.018, letzter Aufruf: 30.05.2023..
86. Der suprachiasmatische Nucleus – Foster, R. G./ Hughes, S./ Jagannath, A./ Hankins, M. W./ Peirson, S. N. (2015): Photic regulation of clock systems, in: Methods in enzymology, Vol. 552, S. 125–143, https://

doi.org/10.1016/bs.mie.2014.10.018, letzter Aufruf: 30.05.2023.

87. Die circadianen Lichtmesser reagieren ab 400 Lux – Figueiro, M. G./ Brons, J. A./ Plitnick, B./ Donlan, B./ Leslie, R. P./ Rea, M. S. (2011): Measuring circadian light and its impact on adolescents, in: Light research & technology, Vol. 43 (2), https://doi.org/10.1177%2F1477153510382853, letzter Aufruf: 30.05.2023.
88. Natürliches Licht so früh wie möglich ist der stärkste Wachmacher – Grandner, M. A./ Kripke, D. F./ Elliott, J./ Cole, R. (2013): Short wavelength light administered just prior to waking: a pilot study, in: Biological rhythm research, Vol. 44 (1), S. 13–32, https://doi.org/10.1080%2F09291016.2011.632578, letzter Aufruf: 30.05.2023..
89. Natürliches Licht am Morgen – Huberman, Andrew (2022): Sleep Toolkit: Tools for Optimizing Sleep & Sleep-Wake Timing, 15:10–29:25, in: Huberman Lab Podcast #84, https://youtu.be/h2aWYjSA1Jc, letzter Aufruf: 30.05.2023.
90. Lesen reduziert Stress um 68 % – AOK Gesundheitsmagazin (2023): Leseratten leben länger: So gesund ist Bücher lesen, in: AOK Gesundheitsmagazin, https://www.aok.de/pk/magazin/wohlbefinden/motivation/wie-gesund-ist-lesen-wirklich/, letzter Aufruf: 30.05.2023.
91. Unabgeschlossene Dinge zehren an unserer Aufmerksamkeit – Zeigarnik, B. V. (1927): Über das Behalten von erledigten und unerledigten Handlungen, in: Psychologische Forschung, Ausgabe 9. https://codeblab.com/wp-content/uploads/2009/12/On-Finished-and-Unfinished-Tasks.pdf, letzter Aufruf: 28.04.2023.
92. Unerledigtes bleibt bis zu 90 % besser im Gedächtnis – Siehe Quelle 91.
93. Das Notieren von Aufgaben hat denselben Effekt, als hätten wir sie bereits erledigt – Siehe Quelle 91.
94. Wie wichtig Priorisierung von Aufgaben ist – Levitin, Daniel (2015): The Organized Mind: Thinking Straight in the Age of Information Overload.
95. Vorfreude bei Erlebniskäufen ist positiver als bei materiellen Käufen – Kumar, Amit/ Killingsworth, M. A./ Gilovich, T. (2014): Waiting for Merlot: Anticipatory Consumption of Experiential and Material Purchases, in: Psychological Science, Ausgabe 25 (10), S. 1924–1931, https://doi.org/10.1177/0956797614546556, letzter Aufruf: 28.04.2023.
96. Wie Vorfreude wächst – Caprariello, P. A./ Reis, H. T. (2013): To do, to have, or to share? Valuing experiences over material possessions depends on the involvement of others, in: Journal of Personality and Social Psychology, Ausgabe 104 (2), S. 199–215, https://doi.org/10.1037/a0030953, letzter Aufruf: 28.04.2023.
97. Unser Körper senkt automatisch unsere Temperatur zum Schlafen – Walker, Matt (2023): #13: Temperature – Part 1, in: The Matt Walker Podcast, https://open.spotify.com/episode/5U2sLi6xPqxNvdfPzr7WTa
98. Besser schlafen durch warme Hände und Füße – Raymann, Roy J. E. M. / Swaab, Dick F./ Van Someren, Eus J. W. (2008): Skin deep: Enhanced Sleep Depth by Cutaneous Temperature Manipulation, in: Brain, Ausgabe 131 (2), S. 500–513, https://doi.org/10.1093/brain/awm315, letzter Aufruf: 30.05.2023.
99. Temperaturregulation – Spornitz, Udo M. (1993): Temperaturregulation, in: Anatomie und Physiologie für Pflegeberufe, Springer.

100. Großes Schlemmen vor dem Schlummern stört den Schlaf – Kinsey A. W./ Ormsbee M. J. (2015) The Health Impact of Nighttime Eating: Old and New Perspectives, in: Nutrients, Vol. 7 (4), https://doi.org/10.3390%2Fnu7042648, letzter Aufruf: 30.05.2023.
101. Während unseres Schlafes wird unser Gehirn durchgespült – Siehe Quelle 25.
102. Mit niedrigem Blutzuckerspiegel besser schlafen – Wouterson, Floris (2022): Superschlafen: Praktische Tipps für den besten Schlaf aller Zeiten, Südwest Verlag.
103. Kleine Snacks vorm Schlaf – Stevenson, Shawn (2016): Sleep Smarter – 21 Essential Strategies to Sleep Your Way to a Better Body, Better Health, and Bigger Success, Hay House UK Ltd.
104. Empfehlung von Dr. Stephen Gundry – Gundry, Steven R. (2019): The Longevity Paradox: How to Die Young at a Ripe Old Age, Harper Wave.
105. Kurze Nächte machen großen Appetit – Siehe Quelle 103.
106. Die Aufgabe des Vagusnerves – Stevenson, Shawn (2016): Sleep Smarter – 21 Essential Strategies to Sleep Your Way to a Better Body, Better Health, and Bigger Success, Hay House UK Ltd.
107. Lebensmittel für besseren Schlaf – Siehe Quelle 103.
108. Bewegung hat eine der größten Auswirkungen auf besseren Schlaf – The National Sleep Foundation's Sleep inAmerica Poll (2013): Exercise and Sleep, https://www.thensf.org/wp-content/uploads/2021/03/2013-Summary-of-Findings-Exercise-and-Sleep.pdf, letzter Aufruf: 28.04.2023.
109. 30 Minuten Sport täglich erhöhen den Tiefschlaf – Dolezal, B. A./ Neufeld, E. V./ Boland, D. M./ Martin J. L./ Cooper, C. B. (2017): Interrelationship between Sleep and Exercise: A Systematic Review, in: Advances in preventive medicine, https://doi.org/10.1155%2F2017%2F1364387, letzter Aufruf: 30.05.2023.
110. Moderates Training ist, wenn man aus der Puste ist, aber noch reden kann – American Heart Association (2021): Target Heart Rates Chart, https://www.heart.org/en/healthy-living/fitness/fitness-basics/target-heart-rate, letzter Aufruf: 28.04.2023.
111. Zügiges Spazieren oder Tanzen verbessert den Schlaf – Marshall, Simon J. et al. (2009): Translating physical activity recommendations into a pedometer-based step goal: 3000 steps in 30 minutes, in: American Journal of Preventive Medicine, Ausgabe 36 (5), https://doi.org/10.1016/j.amepre.2009.01.021, letzter Aufruf: 28.04.2023.
112. 150 Minuten Bewegung wöchentlich verbessern die Schlafqualität um 65 Prozent – Loprinzi, P. D./Cardinal, B. J. (2011): Association between objectively-measured physical activity and sleep, in: Mental Health and Physical Activity, Ausgabe 4 (2), S. 65–69, https://doi.org/10.1016/j.mhpa.2011.08.001, letzter Aufruf: 28.04.2023.
113. Bewegung und Schlaf verbessern die Konzentration und Produktivität – Loprinzi, P. D./Cardinal, B. J. (2011): Association between objectively-measured physical activity and sleep, in: Mental Health and Physical Activity, Ausgabe 4 (2), S. 65–69, https://doi.org/10.1016/j.mhpa.2011.08.001, letzter Aufruf: 28.04.2023.
114. Besser durchschlafen mit 15 bis 20 Minuten moderates Spazieren – Sullivan Bisson, A. N./ Robinson, S. A./ Lachman, M. E. (2019): Walk to a Better Night of Sleep: Testing the Relationship Between

Physical Activity and Sleep, in: Sleep Health, Ausgabe 5 (5), S. 487–494, https://doi.org/10.1016%2Fj.sleh.2019.06.003, letzter Aufruf: 28.04.2023.

115. Yoga verbessert die Schlafqualität – Bankar M. A/ Chaudhari S. K./ Chaudhari K. D. (2013): Impact of long term Yoga practice on sleep quality and quality of life in the elderly, in: Journal of Ayurveda and Integrative Medicine, Vol. 4 (1), http://ncbi.nlm.nih.gov/pmc/articles/PMC3667430/, letzter Aufruf: 28.04.2023.
116. Die Einschlafdauer hängt von der Bewegungsintensität ab – Dolezal, B. A./ Neufeld, E. V./ Boland, D. M./ Martin J. L./ Cooper, C. B. (2017): Interrelationship between Sleep and Exercise: A Systematic Review, in: Advances in preventive medicine, https://doi.org/10.1155%2F2017%2F1364387, letzter Aufruf: 28.04.2023.
117. Sport um 7 Uhr morgens verlängert den Tiefschlaf – Fairbrother, Kimberly R. (2011): The Effects of Aerobic Exercise Timing on Sleep Architecture, Appalachian State University, https://libres.uncg.edu/ir/asu/f/Fairbrother,%20Kimberly_2011_Thesis.pdf, letzter Aufruf: 28.04.2023.
118. Bis zu 400 mg Koffein täglich sind für gesunde Erwachsene unbedenklich – Europäische Behörde für Lebensmittelsicherheit (2015): EFSA erklärt Risikobewertung – Koffein, https://www.efsa.europa.eu/sites/default/files/corporate_publications/files/efsaexplainscaffeine150527de.pdf, letzter Aufruf: 30.05.2023.
119. Koffeingehalt in verschiedenen Lebensmitteln – Deutscher Kaffeeverband: Kaffee & Gesundheit, https://www.kaffeeverband.de/de/kaffeewissen/kaffee-gesundheit, letzter Aufruf: 30.05.2023.
120. Koffein hat negativen Einfluss auf die Prozesse im Schlaf – Stevenson, Shawn (2016): Sleep Smarter – 21 Essential Strategies to Sleep Your Way to a Better Body, Better Health, and Bigger Success, Hay House UK Ltd.
121. Eine Tasse Kaffee vorm Schlafen ist wie 25 Jahre altern – Surel, Chris (2021): Die Tiefschlaf-Formel – Voller Energie – ohne eine Minute länger zu schlafen, Herder.
122. Maximaler Effekt von Koffein durch Pausen – Stevenson, Shawn (2016): Sleep Smarter – 21 Essential Strategies to Sleep Your Way to a Better Body, Better Health, and Bigger Success, Hay House UK Ltd.
123. Der erste Kaffee 90 Minuten nach dem Aufstehen wirkt am besten – Endeavor, Athletic (2023): Timing Your Morning Coffee: The 90-Minute Rule According to Dr. Andrew Huberman, https://endeavorathletic.com/blogs/news/timing-your-morning-coffee-the-90-minute-rule-according-to-dr-andrew-huberman, letzter Aufruf: 30.05.2023.
124. Stärkere Effekte von Alkohol bei Frauen – Arnedt, J. T./ Rohsenow, D. J./ Almeida, A. B./ Hunt, S. K./ Gokhale, M./ Gottlieb, D. J./ Howland, J. (2011): Sleep Following Alcohol Intoxication in Healthy, Young Adults: Effects of Sex and Family History of Alcoholism, in: Alcohol: Clinical and Experimental Research, Vol. 35 (5), S. 870–878, https://doi.org/10.1111/j.1530-0277.2010.01417.x, letzter Aufruf: 30.05.2023.
125. Unausgeruht durch Alkohol – Kurella, B./ A. Heitmann (1993): Schlaf, Gesundheit, Leistungsfähigkeit, Springer.
126. Mehr Cortisol mit Alkohol – Badrick, E./ Bobak, M./ Britton, A./ Kirschbaum, C./ Marmot, M./ Kumari, M. (2008): The Rela-

tionship between Alcohol Consumption and Cortisol Secretion in an Aging Cohort, in: Journal of Clinical Endocrinology & Metabolism, Vol. 93 (3), S. 750–757, https://doi.org/10.1210%2Fjc.2007-0737, letzter Aufruf: 30.05.2023.

127. Schlafphasen werden ab 0,6 Gramm Alkohol pro Kilogramm gestört – Roehrs, T./ Roth, T. (2001): Sleep, Sleepiness, and Alcohol Use, in: Alcohol Research & Health, Vol. 25 (2), S. 101–109, https://pubmed.ncbi.nlm.nih.gov/11584549, letzter Aufruf: 30.05.2023.

128. 3 bis 4 Stunden vorm Schlaf ausnüchtern – University of Michigan – Department of Psychiatry (2020): When to stop drinking alcohol, water or caffeine before bed for better sleep, https://medicine.umich.edu/dept/psychiatry/news/archive/202012/when-stop-drinking-alcohol-water-or-caffeine-bed-better-sleep, letzter Aufruf: 30.05.2023.

129. Cannabis betäubt den REM-Schlaf – Babson, K. A./ Sottile, J./ Morabito, D. (2017): Cannabis, Cannabinoids, and Sleep: a Review of the Literature, in: Current Psychiatry Reports, Vol. 19 (23), https://www.med.upenn.edu/cbti/assets/user-content/documents/s11920-017-0775-9.pdf, letzter Aufruf: 30.05.2023.

130. Ordnung im Schlafzimmer verbessert den Schlaf – Carter, S. B. (2012): Why Mess Causes Stress: 8 Reasons, 8 Remedies, in: Psychology Today, https://www.psychologytoday.com/us/blog/high-octane-women/201203/why-mess-causes-stress-8-reasons-8-remedies, letzter Aufruf: 30.05.2023.

131. Unordnung zu Hause hat negative Auswirkungen auf das subjektive Wohlbefinden – Roster, C. A./Ferrari, J. R./ Jurkat, M. P. (2016): The dark side of home: Assessing possession 'clutter' on subjective well-being, in: Journal of Environmental Psychology, Vol. 46, S. 32–41, https://www.sciencedirect.com/science/article/abs/pii/S0272494416300159?via%3Dihub, letzter Aufruf: 30.05.2023.

132. Elektronische Geräte im Schlafzimmer beeinflussen den Schlaf – Suni, Eric (2022): Technology in the Bedroom, in: Sleep Foundation, https://www.sleepfoundation.org/bedroom-environment/technology-in-the-bedroom, letzter Aufruf: 30.05.2023.

133. Besser schlafen im Dunkeln – Paul, S./ Brown, T. M. (2019): Direct effects of the light environment on daily neuroendocrine control, in: Journal of Endocrinology, Vol. 243 (1), https://doi.org/10.1530/JOE-19-0302, letzter Aufruf: 30.05.2023.

134. Mit beruhigenden Wandfarben besser schlafen – McKinnen, Geoff (2023): Best and Worst Bedroom Colors for Sleep, in: Amerisleep, https://amerisleep.com/blog/best-and-worst-colors-for-sleep/, letzter Aufruf: 30.05.2023.

135. Mit Audio-Geschichten besser einschlafen – Duncan, Tracey A. (2021): Are bedtime stories the new Ambien?, in: Mic, https://www.mic.com/life/how-bedtime-stories-help-us-sleep-72115772, letzter Aufruf: 30.05.2023.

136. Im limbischen System liegen unsere Gefühle und unbewusste Wahrnehmungen – Rajagopalan, A. /Jinu, K. V./ Sailesh, K. S./ Mishra, S./Reddy, U. K./ Mukkadan, J. K. (2017): Understanding the links between vestibular and limbic systems regulating emotions, in: Journal of Natural Science, Biology and Medicine, Vol. 8 (1), S. 11–15, https://www.ncbi.nlm.nih.gov/pmc/articles/PMC5320810/, letzter Aufruf: 30.05.2023.

137. Besser schlafen mit guten Gerüchen – Young, Emma (2022): Study finds little evidence that particular scents help people sleep better, in: The Psychologist, https://www.bps.org.uk/research-digest/study-finds-little-evidence-particular-scents-help-people-sleep-better, letzter Aufruf: 30.05.2023.
138. Lavendelduft verbessert den Schlaf – Kasper, S./ Müller, W. E./ Volz, H.-P./ Möller, H.-J./ Koch, E./ Dienel, A. (2017): Silexan in anxiety disorders: Clinical date and pharmacological background, in: The World Journal of Biological Psychiatry, Ausgabe 19 (6), https://doi.org/10.1080/15622975.2017.1331046, letzter Aufruf: 30.05.2023.
139. Die optimale Luftfeuchtigkeit zum Schlafen – Pacheco, Danielle (2022): Humidity and Sleep, in: Sleep Foundation, https://www.sleepfoundation.org/bedroom-environment/humidity-and-sleep, letzter Aufruf: 30.05.2023.
140. Pflanzen reduzieren unser Stresslevel – Toyoda, M./ Yokota, Y./ Barnes, M./ Kaneko, M. (2019): Potential of a Small Indoor Plant on the Desk for Reducing Office Workers' Stress, in: HortTechnology, Ausgabe 30 (1), S. 55–63, https://doi.org/10.21273/HORTTECH04427-19, letzter Aufruf: 30.05.2023.
141. In synthetischer Kleidung schwitzen wir mehr – Raccuglia, M./ Heyde, C./ Lloyd, A./ Hodder, S.& Havenith, G. (2018): Spatial and temporal migration of sweat: from skin to clothing, in: European Journal of Applied Physiology, Vol. 118 (10), S. 2155–2169, https://doi.org/10.1007%2Fs00421-018-3941-9, letzter Aufruf: 30.05.2023.
142. Lieber in Baumwolle schlafen – Siehe Quelle 141.
143. Besser schlafen nach einem Orgasmus – Lastella, M./ O'Mullan, C./Paterson, J. L./ Reynolds, A. C. (2019): Sex and Sleep: Perceptions of Sex as a Sleep Promoting Behavior in the General Adult Population, in: Front Public Health, Vol. 4 (7), https://doi.org/10.3389/fpubh.2019.00033, letzter Aufruf: 30.05.2023.
144. Schlafen ohne Nackenbeschwerden – Liebscher & Bracht (2020): Schlafe SO, wenn du Nackenschmerzen hast, https://www.youtube.com/watch?v=Ru_Qm68Yxpw, letzter Aufruf: 30.05.2023.
145. Die Seitenlage hilft bei Schlafapnoe oder Schnarchen – Siehe Quelle 32.
146. Risiko von Totgeburten durch Seitenlage senken – Li, Z./ Kong, Y./Chen, S./ Subramanian, M./ Lu, C./ Kim, R. et al. (2022): Independent and cumulative effects of risk factors associated with stillbirths in 50 low- and middle-income countries: A multi-country cross-sectional study, in: EClinicalMedicine, Vol. 56, https://doi.org/10.1016/j.eclinm.2022.101706, letzter Aufruf: 30.05.2023.
147. Auf der linken oder rechten Seite liegen – die Auswirkungen – Lee, J. H./ Kuhar, S./ Seo, J.-H./ Pasricha, P. J./ Mittal, R. (2022): Computational modeling of drug dissolution in the human stomach: Effects of posture and gastroparesis on drug bioavailability, in: Physics of Fluid, Vol. 34, https://doi.org/10.1063/5.0096877, letzter Aufruf: 30.05.2023.
148. Bei Herzproblemen auf der rechten Seite schlafen – Weeß, Hans-Günter (2018): Schlaf wirkt Wunder: Alles über das wichtigste Drittel unseres Lebens, Droemer Knaur Verlag.
149. Baldrian hilft erst bei längerer Einnahme – Melzer, Martina (2019). Baldrian: Schlaffördernd und beruhigend, in: Apotheken

Umschau, https://www.apotheken-umschau.de/medikamente/heilpflanzen/baldrian-schlaffoerdernd-und-beruhigend-732989.html#wann-tritt-die-wirkung-ein-was-ist-bei-der-anwendung-zu-beachten, letzter Aufruf: 30.05.2023.

150. Müdigkeit als Nebenwirkung von Antihistaminika – Whelan, Corey (2023): Is it safe to take antihistamine for sleep every night?, in: Healthline, https://www.healthline.com/health/healthy-sleep/antihistamine-for-sleep, letzter Aufruf: 30.05.2023.

151. Höher dosiertes Melatonin erst ab 55 Jahren – R+V-Team (2022): Melatonin: Wirkung, Anwendungsgebiete, Gefahren, in: R+V Blog, https://www.ruv.de/gesundheit/melatonin-was-ist-das, letzter Aufruf: 30.05.2023.

152. Der Rebound-Effekt bei Schlafmitteln – Caporuscio, Jessica (2022): What to know about rebound insomnia, in: Medical NewsToday, https://www.medicalnewstoday.com/articles/rebound-insomnia, letzter Aufruf: 30.05.2023.

Zitate

S. 17: zit. nach Kreye, Andrian, Süddeutsche Zeitung, Die Welt erobern – aber lässig, 18.07.2019, www.sueddeutsche.de/medien/reed-hastings-netflix-aktienein bruch-1.4529791.

S. 18: Walker, Matthew: Why we sleep: The new science of sleep and dreams, New York 2017.

S. 21: Maxwell, John C.: Thinking for a Change: 11 Ways Highly Successful People Approach Life and Work, New York 2003.

S. 32: zit. nach Limbeck, Martin: Warum keiner will, dass du nach oben kommst ... und wie ich es trotzdem geschafft habe, München 2015.

S. 39: Ferstl, Ernst: Zusätze: Aphorismen, Bochum 2012.

S. 42: Hay, Louise: Das große Buch für Körper und Seele, Berlin 2019.

S. 46: Anouilh, Jean: Antigone, München 1965.

S. 47, 181: zit. nach Müller, Gerhard: Natürlich glücklich und gesund – Gesundheit ohne Medizin aus dem Chemielabor, Norderstedt 2020.

S. 54: Walker, Matthew: Why we sleep: The new science of sleep and dreams, New York 2017.

S. 65, 154: zit. nach Borchert-Giel, Katja: Aktivieren rund ums Jahr: 52 Themenstunden für Senioren mit und ohne Demenz, Hannover 2022.

S. 66: Reinhardt, Ernst: Gedankensprünge. Aphorismen, München 2003, zit. nach www.aphorismen.de/zitat/144909.

S. 79: zit. nach Schinhofen, Waltraud: Doc2Go – Mentale Stärke: Gesundheit, Motivation und Leben, Norderstedt 2022.

S. 86: zit. nach www.zitate.de/autor/Giware.

S. 93: zit. nach Kremling, Katja: Montags-Impulse – 52 Denkanstöße und Mutmacher für herausfordernde Zeiten, Hamburg 2020.

S. 98: Rohn, Jim: 7 Strategies for Wealth & Happiness: Power Ideas from America's Foremost Business Philosopher, New York 1996.

S. 102: Maté, Gabor: Wenn der Körper nein sagt, Ruswil 2020.

S. 121: Allen, David: Getting Things Done – The Art of Stress-Free Productivity, New York 2015.

S. 123: zit. nach www.zitate.de/kategorie/schlaf.

S. 133: Dalai Lama: Empathie – Es fängt bei dir an und kann die Welt verändern, Freiburg im Breisgau 2017.

S. 135: zit. nach Schmidt, Carsten/ Baumhauer, Jörg: Kleinunternehmen führen und organisieren – Nachhaltiger Unternehmenserfolg in Betrieben bis 15 Mitarbeitern, Offenbach am Main 2016.

S. 138: zit. nach Schaffer-Suchomel, Joachim/ Suchomel, Michaela: Die Macht der Sieben – Wie wir unsere Persönlichkeit alle 7 Jahre neu entwickeln, München 2016.

S. 143: Grem, Susanne, www.zitate.eu/autor/susanne-grem-zitate/30290.

S. 149: White, Adam: Biografie kompakt – John. F. Kennedy, Berlin 2016.

S. 155: Angelou, Maya: The Complete Collected Poems, New York 2013.

S. 156: Ferstl, Ernst: Zusätze: Aphorismen, Bochum 2012.

S. 159: Luzar, Nicole: Glückostat – Schritt für Schritt ins Glück, München 2014.

S. 157: Puzicha, Waltraud: Kurz belichtet, Klappe 1, Leipzig 1997, zit. nach www.aphorismen.de/zitat/126455.

S. 164: zit. nach Osadtschuk, Maria/König, Elena: Das Wort im Leben – Zitatenauslese über das Wort und über die Sprache, Norderstedt 2023.

S. 165: zit. nach Müller, Klaus Dieter: Vertrauen wagen – Bedeutsame Aspekte religiöser Erziehung, Berlin 2013.

S. 165: Müller, Markung: Die Champions League des Lebens – Warum älter werden das Beste ist, was uns passieren kann, Holzgerlingen 2019.

S. 167: zit. nach Markschläger, Alois: Alles wächst, nur das Unkraut wuchert – Gesellschaftliche Entwicklung kritisch betrachtet, Norderstedt 2022.

S. 169: zit. nach Kessler, Claudia: Pferdegestütztes Coaching, www.pferdegestuetztes coaching-claudiakessler.de/achtsamkeit/.

S. 180: zit. nach Walter, Benjamin: Über die Kunst des nicht zwanghaften Denkens, München 2023.

S. 186: zit. nach Seiwert, Lothar: Zeit ist Leben, Leben ist Zeit, New York 2013.

S. 196: zit. nach www.aphorismen.de/zitat/40984.

S. 199: zit. nach Aphorismen-Archiv, aphorismen-archiv.de/F271.html.

S. 200: zit. nach Motivationsheld, www.motivationsheld.de/work-life-balance-zitate/.

S. 108: Grün, Anselm: Die hohe Kunst des Älterwerdens, Münsterschwarzach 2018.

S. 220: zit. nach Tschiedl, Sigrid: Wertsein – Mit Werten wirken, Wien 2022.

S. 213: zit. nach Walter, Benjamin: Über die Kunst des nicht zwanghaften Denkens, München 2023.

S. 215: Brand, Gregor: Die Zeit vergeht schneller, als sie denkt – Aphorismen, Norderstedt 2019.

S. 221: Fiori, Harald W.: Erziehung, was ist das eigentlich? Wer schreit hat Recht?, neobooks 2017.

S. 224: zit. nach Kerzinger, Udo: Echt ehrlich! So erreichen Sie im Verkauf heute und zukünftig Umsatz, Weinheim 2016.

S. 247: Sordi, Alberto: zit. nach zitate.woxikon.de/traum/669-alberto-sordi-ich-wundere-mich-dass-man-fuer-traeume-noch-nicht-zahlen-muss-traeume-sind-ja-eine-art-fernsehen-im.

S. 249: Kästner, Erich: Es gibt nichts Gutes, außer: Man tut es: Kurz und bündig. Epigramme, Zürich 2015.

S. 260: Ferstl, Ernst: Zusätze: Aphorismen, Bochum 2012.

S. 267: zit. nach Engel-Wollenberg, Heike: Die eigene Berufung finden – Positionierungsmarketing auf den Kopf gestellt, Opladen 2017.

S. 269: Vonnegut, Kurt/Rowohlt, Harry: Suche Traum, biete mich, München 2001.

Der 6-Minuten Newsletter

... ein Newsletter, der dich wirklich weiterbringt.

Wenn dir *Das 6-Minuten-Schlaftagebuch* gefällt, wirst du auch unseren *6-Minuten-Newsletter* lieben!

Über 100 000 Menschen lassen sich von uns in ihrem Mailfach inspirieren. Sei dabei und erhalte alle zwei Wochen Denkanstöße für ein erfüllteres Leben! Egal, ob spannende Geschichten, Buch- oder Podcastempfehlungen – wir legen besonderen Wert auf wirklich machbare und gleichzeitig wissenschaftlich fundierte Tipps, die du direkt in deinem Alltag umsetzen kannst. Zudem sind wir der einzige deutsche Newsletter, der mehrmals im Jahr 200 Stunden Coachings mit zertifizierten Coaches der renommierten Deutschen Gesellschaft für Positive Psychologie verlost. Das wissen auch unsere Leser zu schätzen:

«Danke für den inspirierenden Newsletter – by the way der einzige, den ich konsequent jede Woche lese :)» – **Romina**

«Vielen, vielen Dank für deinen tollen Newsletter, er ist am Mittwochmorgen immer das Erste, was ich lese – noch im Bett!» – **Fabian**

Klingt gut? Dann abonnier unseren kostenlosen Newsletter unter **urbestself.de/newsletter** oder scann den QR-Code:

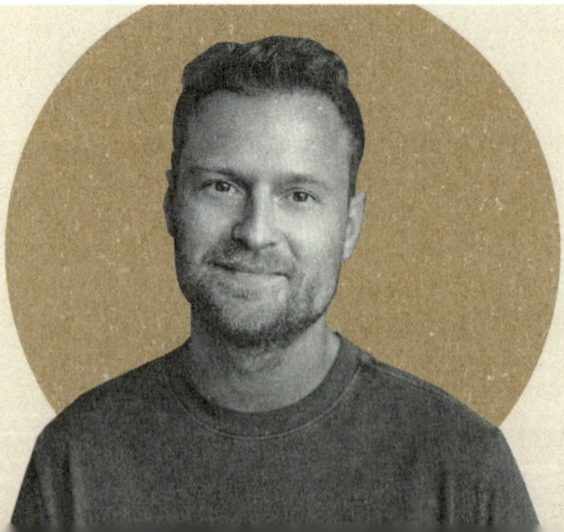

LIES DICH GLÜCKLICH!

mit Dominik Spenst